ACTA NEUROPATHOLOGICA / SUPPLEMENTUM II

# SYMPOSIUM ON PARAMYLOIDOSES

# SYMPOSIUM CONCERNANT LES PARAMYLOÏDOSES

# SYMPOSIUM ÜBER DIE PARAMYLOIDOSEN

ORGANIZED BY THE
PROBLEM COMMISSION OF NEUROCHEMISTRY OF THE
WORLD FEDERATION OF NEUROLOGY

ANTWERP, OCTOBER 30—31, 1960

WITH 52 FIGURES IN THE TEXT

EDITED BY

W. KRÜCKE AND F. SEITELBERGER
FRANKFURT/M.                    WIEN

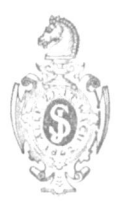

Springer-Verlag Berlin Heidelberg GmbH/1963

ISBN 978-3-540-03061-4      ISBN 978-3-662-30550-8 (eBook)
DOI 10.1007/978-3-662-30550-8

Ursprünglich erschienen bei Springer-Verlag OHG/Berlin · Göttingen · Heidelberg 1963.

Library of Congress Catalog Card Number 62-22428

# CONTENTS / INDEX / INHALT

Acta Neuropathologica, Suppl. II, 1 (1963)

# Introduction

Par

A. Lowenthal

L'idée de ce Symposium naquit, il y a déjà plusieurs années, lorsque pour la première fois le Docteur C. DE ANDRADE montra au Dr. VAN BOGAERT des malades atteints de polynévrite par paramyloïdose. L'idée fut reprise au cours de l'année 1958, à la suite d'une discussion à laquelle participèrent le Dr. VAN BOGAERT, le Dr. NUNES VICENTE, le docteur G. MOYA et moi-même. C'est ainsi que nous avons pensé qu'il pourrait être intéressant de demander à la Commission gouvernementale portugaise chargé d'étudier la polynévrite par paramyloïdose, de soumettre ses documents cliniques, anatomiques et biochimiques à d'autres chercheurs qui avaient une grande expérience dans les méthodes qui permettraient de mieux préciser l'origine et la nature du dépôt paramyloïdique.

La Commission Portugaise, présidée par le Dr. DA SILVA HORTA, accepta avec enthousiasme cette proposition et c'est ainsi que nous fut confiée, en collaboration avec le Dr. NUNES VICENTE, la tâche de dresser les premières listes des participants à ce Symposium et d'envoyer les premières invitations.

Le but du Symposium était essentiellement d'écouter les exposés cliniques, d'examiner et de discuter les documents génétiques, anatomiques et biochimiques dont disposeraient les auteurs portugais et de demander à des chercheurs spécialisés en génétique, dans les techniques modernes d'anatomie pathologique et de physicochimie, quelles pouvaient être les méthodes et les techniques applicables à l'étude de la paramyloïdose portugaise. Nous espérions que de cette confrontation naîtraient des contacts fructueux entre les auteurs portugais et les chercheurs non-portugais, que tous échangeraient des techniques, des techniciens éventuellement ou encore du matériel. La première étape à franchir était de donner aux documents qui avaient été soumis une forme définitive, de façon à permettre aux auteurs qui s'intéressent au problème des paramyloïdoses portugaises, de disposer d'une base solide pour des recherches ultérieures.

Grâce à l'amabilité et à la compétence du Dr. SEITELBERGER, rédacteur en chef des «Acta Neuropathologica» et du Professeur KRÜCKE, membre du comité de rédaction, nous avons obtenu l'hospitalité des Acta Neuropathologica pour l'impression de ces textes.

Tous les documents présentés à Anvers ont pu être réunis dans un fascicule.

La Fédération Mondiale de Neurologie et la Commission de Neurochimie de la Fédération Mondiale de Neurologie qui se sont chargées de l'organisation de ce Symposium, espèrent que grâce à ce Symposium et grâce aux documents qu'ils peuvent présenter ainsi, des recherches fructueuses pourront permettre à l'avenir d'élucider le problème si bien défini que pose la paramyloïdose portugaise et sa polynévrite.

Acta Neuropathologica, Suppl. II, 2 (1963)

# Préface

Par

## C. ANDRADE

Quand il y a une dizaine d'années j'ai eu l'occasion de montrer dans le vieil hôpital de Santo Antonio de Porto deux cas de polyneuropathie tout à fait particulière au Docteur VAN BOGAERT, j'étais bien loin — malgré le grand intérêt que j'éprouvais dès ce moment pour cette affection — de penser que son étude déclencherait tellement de problèmes. Le Dr. VAN BOGAERT a saisi je crois dès le début, l'importance de notre étude. Plus tard, quand je me suis trouvé dans des conditions difficiles, c'est lui qui a présenté en mon nom à la Société de Neurologie à Paris, le 8 novembre 1951, ma première communication en langue française sur cette forme particulière de neuropathie périphérique. C'est à dire que dès le commencement il a prêté attention à nos recherches et nous avons bénéficié de son concours.

Je veux lui exprimer aujourd'hui ici toute ma joie de le voir assister à cette première réunion et ma reconnaissance pour l'appui qu'il nous a toujours accordé.

Acta Neuropathologica, Suppl. II, 3—11 (1963)

Hospital do Sto. Antonio, Porto/Portugal

# Clinique de la paramyloïdose du type portugais

Par
CORINO ANDRADE

L'exposé que je vais faire est le résumé clinique d'un travail commencé en 1939—1940 et qui se poursuit encore.

La partie anatomo-pathologique sera traitée dans son ensemble par le Prof. HORTA, de Lisbonne, à qui nous devons l'identification de la substance amyloïde observée dans les coupes de nos premières autopsies. Les Drs. LOBO ANTUNES et ROSARIO montreront les résultats des observations faites à Lisbonne en insistant sur certains aspects particuliers.

Vers la fin de 1939, nous avons observé pour la première fois, à la polyclinique du service de Neurologie de l'Hôpital de Santo Antonio, une malade de trente sept ans, habitant à Povoa de Varzim, depuis une dizaine d'années, et qui présentait un syndrôme neurologique tout à fait particulier dont l'histoire et la physionomie clinique ont frappé vivement notre attention et nous ont fait entrevoir qu'on était devant une entité clinique spéciale qui méritait une étude approfondie.

Cette impression a été renforcée quand, très peu de temps après, nous avons appris à la suite d'une courte enquête, qu'il existait à Povoa de Varzim, une maladie étrange qui paralysait progressivement les membres inférieurs, troublait la marche, progressait sans arrêt et tuait sans merci.

Cette maladie dont le début et l'évolution étaient insidieux, se retrouvait dans plusieurs familles qui ne présentaient aucune relation de parenté, ni aucune relation génétique entre elles. L'évolution de la maladie était toujours lentement progressive et fatale. Dès l'apparition des premiers symptômes, le malade consultait tel clinicien spécialiste et le diagnostic porté alors était soit syringomyélie, myélite, tabès, colite, neuro-avitaminose, soit même lèpre ou encore psychonévrose. Nous nous sommes attachés dès lors à essayer de préciser les conditions dans lesquelles le diagnostic pouvait être fait.

Voici les résultats auxquels nous sommes arrivés.

Quelle définition clinique pouvons-nous donner de cette affection à l'heure actuelle? A notre avis la suivante: il s'agit d'une maladie survenant dans des familles sans rapport de consanguinité entre elles, et qui débute insidieusement entre vingt et trente ans et se développe progressivement, en général dans un délai de sept à dix ans, avec une mortalité très élevée, le plus souvent par cachexie, infection intercurrente ou collapsus cardio-vasculaire. Elle est caractérisée par les symptômes suivants: baisse progressive de l'état général, troubles digestifs, impuissance précoce et un syndrôme neurologique débutant à la périphérie avec prédominance aux membres inférieurs.

Tâchons maintenant d'étudier plus en détail le début des symptômes et l'évolution.

*Début.* Le commencement est en général insidieux, rarement brusque (2 cas sur 70).

Le tableau clinique est précisé parfois dès le début avec tous ses éléments, présents à des degrés différents. Tantôt ce tableau clinique ne prendra forme et relief que petit à petit au long de l'évolution.

Examinons maintenant séparément chacun des symptômes. Commençons par *les troubles sensitifs.*

Les troubles de la sensibilité comportent, à côté des paresthésies et des douleurs, des troubles objectifs.

Le premier déficit en date est celui de la sensibilité thermique, suivi de celui de la douleur, du tact, puis celui de la sensibilité profonde. La pallesthésie est touchée irrégulièrement. En général les troubles de la sensibilité commencent à l'extrémité du gros orteil. Si on les recherche avec attention, en stimulant de petites aires cutanées, on peut observer que de toutes petites zones d'anesthésie à la chaleur s'entremêlent avec d'autres où la sensibilité est encore parfaite.

L'anesthésie thermique est presque toujours précédée du retard dans la perception, de l'épuisement rapide ou de la perversion de la sensation.

Au fur et à mesure que le processus évolue, les toutes petites zones où la sensibilité est altérée, s'élargissent, fusionnent les unes avec les autres et l'anesthésie augmente en extension et en intensité sans arrêt. Elle débute aux extrémités inférieures, comme nous venons de dire et s'étend progressivement vers les racines, de segment en segment.

Successivement les sensibilités douloureuses, tactiles et profondes diminuent et, chez des malades dont l'évolution est déjà avancée, nous pourrions décrire le schéma suivant en allant des extrémités vers la racine des membres:

1. zone d'anesthésie complète à tous les modes;

2. zone d'anesthésie thermo-analgésique et légère hypoesthésie tactile;

3. zones en îlots où les troubles de la sensibilité rappellent ce que l'on a observé dès le début aux extrémités.

### Motilité et état musculaire

Les troubles de la motilité surviennent presque toujours après les altérations de la sensibilité, la diminution génésique et les troubles digestifs. Le malade se plaint souvent au début, de fatigabilité excessive des jambes avec un sentiment de malaise musculaire, associé parfois à des douleurs.

A l'examen attentif il n'est pas rare de pouvoir mettre en évidence une très discrète, mais nette parésie de l'extenseur du gros orteil et souvent, dès ce moment, le patient ne peut plus marcher ou ne peut pas se tenir debout sur les talons, les pieds en flexion dorsale. La marche sur la pointe des pieds est à ce moment-là encore possible. Ce procédé met en évidence, dès le début, la paralysie des extenseurs des orteils et des pieds.

L'évolution de la paralysie n'est pas toujours parallèle à l'atrophie musculaire.

L'état des muscles, tel qu'il est révélé par l'inspection et la palpation, peut être très variable d'un malade à l'autre. Chez certains malades, surtout ceux qui sont atteints de diarrhée intense et prolongée et qui maigrissent rapidement, on trouve un aspect qui rappelle le béribéri: membres excessivement minces, muscles très atrophiés, disparition presque totale du tissu cellulaire sous-cutané.

La peau est mince, atrophiée et lisse, surtout aux extrémités. D'autres malades par contre, conservent des muscles en bon état, au début au moins. Souvent l'on retrouve cependant des contractions fasciculaires dans les muscles jumeaux, pédieux ou même dans les muscles de la cuisse.

La paralysie et les atrophies musculaires débutent, ainsi que nous l'avons dit, par les extenseurs distaux des membres inférieurs. Ultérieurement les membres supérieurs et même les muscles du tronc peuvent être atteints. Dans les cas extrêmes et prolongés, à la fin de leur évolution, les malades ont un aspect qui rappelle les prisonniers des camps de concentration.

On retrouve parfois une contraction myotonique en cherchant la contraction idiomusculaire, en procédant à l'examen électrique des muscles ou en cherchant à mettre en évidence les réflexes de posture élémentaires. Ces phénomènes ont à notre avis une importance considérable, car ils soulèvent le problème de la co-existence de lésions musculaires primitives et de lésions musculaires neuro-pathiques.

### Réflexes ostéo-tendineux

Au début les réflexes peuvent être conservés, et sont même parfois légèrement exaltés. A des stades plus avancés, ils sont diminués ou abolis. Les achilléens sont les premiers à disparaître comme les P. E. P. Tous les réflexes peuvent cependant être abolis très précocement dans certains cas.

### Sudation

Chez deux malades l'examen de la sudation, provoquée par la pilocarpine, a montré des rapports topographiques entre les zones d'anesthésie thermique et la zone d'anidrose.

### Troubles trophiques

Le mal perforant plantaire est parfois assez précoce. Nous ne croyons pas que les lésions observées ici sont différentes des ulcères trophiques que l'on retrouve dans d'autres affections (lèpre, lésions destructives de la queue de cheval, etc.). Les maux perforants se retrouvent habituellement dans les zones d'anesthésie, sans qu'on puisse cependant dire qu'il existe un rapport étroit entre la fréquence des ulcérations et l'intensité des troubles de la sensibilité.

Les ulcérations bien soignées guérissent toujours. Elles sont dans certains cas douloureuses, dans d'autres non.

### Troubles digestifs

Les troubles digestifs peuvent se présenter de façons fort différentes. On peut cependant y retrouver une certaine constance. Il peut s'agir d'une digestion longue, pénible, avec sensation de ballonnement gastrique et constipation sévère et tenace. Il peut aussi s'agir d'une diarrhée grave de longue durée. Ces troubles peuvent précéder de beaucoup les autres symptômes. En dépit d'un appétit conservé et d'une nourriture équilibrée, on peut observer une asthénie et une baisse considérable du poids, indiquant de graves désordres du métabolisme.

Un des malades que nous avons suivi jusqu'à sa mort, et qui a été autopsié et étudié du point de vue histopathologique, racontait qu'il avait été bien portant jusqu'au moment où il était tombé à la mer pendant une manoeuvre de pêche. Il avait avalé beaucoup d'eau et lutté vigoureusement pour se sauver. Pendant la nuit il fut pris d'un violent embarras gastro-intestinal. Depuis lors les troubles digestifs ne le quittèrent plus. Le tableau clinique classique s'était installé ét avait évolué de façon inexplorable.

Les troubles digestifs, et en particulier la diarrhée, aggravent à notre connaissance l'évolution de la maladie en associant des troubles, dûs à des carences diverses et à leurs conséquences métaboliques, à l'évolution naturelle de l'affection.

### Troubles génito-urinaires

Le trouble génésique, en particulier l'impuissance, est le symptôme, le plus constant et le plus précoce de nos cas. Un jeune homme de vingt-deux ans, sans antécédents psychoneurotiques et jouissant d'une activité sexuelle normale, commence à éprouver des difficultés génésiques qui lui firent consulter de nombreux médecins, parmi lesquels un psychiatre. Il fut considéré comme un psychoneurotique impuissant. Il fut soigné par électrochocs. Les troubles ne cessèrent cependant de s'aggraver et c'est lors d'un examen pratiqué par un interniste que des contractions fasciculaires des muscles des membres inférieurs furent trouvés et le diagnostic réel trouvé.

L'histoire familiale du patient, l'examen neurologique, la biopsie de la peau, de la gencive et des testicules, confirmèrent le diagnostic. L'évolution de l'affection de ce jeune patient fut typique. Nous avons vu progressivement ce patient s'enfoncer dans sa maladie en gardant une conscience totale de ce qui se passait. Le tableau clinique se compléta progressivement. Le malade était considérablement amaigri et ne cessait de perdre du poids, il passait par des périodes intenses de diarrhée, auxquelles succédaient des périodes de constipation opiniâtre. La marche devint de plus en plus difficile, l'anesthésie de plus en plus étendue et intense. Ce malade vit toujours dans notre mémoire comme un exemple frappant, parmi tant d'autres, qui justifient nos recherches et nos espoirs d'arriver à une thérapeutique.

La perte de l'érection n'est pas toujours accompagnée d'azoospermie et de diminution de la libido dès le début. Cependant, à la fin, l'azoospermie existe en général, quoique la libido puisse encore être conservée.

Dès le début nous avons jugé indispensable d'élargir le champ de nos recherches et d'étudier, outre les anomalies neurologiques, les altérations cardio-vasculaires, endocriniennes et biochimiques. GONÇALVES MOREIRA, HARGREAVES et MÁRIO COENTRO ont collaboré à ces recherches. Des difficultés de tout ordre n'ont pas permis que ces recherches fussent aussi systématiques que nous l'aurions souhaité. Voici cependant les résultats auxquels nous sommes arrivés:

I. Examen cardiovasculaire — (Dr. GONÇALVES MOREIRA, Porto, Portugal).

L'étude clinique, radiologique et électrocardiographique a pu être faite dans 11 cas. Le diagnostic a toujours été confirmé par la biopsie de la peau. Le balistocardiogramme a été pratiqué 8 fois (enregistrement direct électromagnétique d'après DOCK).

Aucun de nos patients ne présentait dans ses antécédents des signes de cardiopathie congénitale ou acquise. L'examen clinique a été négatif, à l'exception de quatre cas où on entendait un souffle systolique de pointe.

L'examen radiologique du coeur et des gros vaisseaux a été négatif, excepté dans 3 cas qui présentaient une dilatation modérée du ventricule gauche.

L'électrocardiogramme est resté normal dans tous les cas sauf les anomalies suivantes:

a) Troubles de la conduction

7 cas avec augmentation de P-R en rapport avec la fréquence cardiaque,

5 cas avec bloc de branche gauche,

1 cas avec bloc de branche droit.

b) Troubles d'excitabilité

1 cas — bigéminisme extrasystolique ventriculaire.

1 cas — tachycardie supraventriculaire.

Le balistocardiogramme a été anormal dans tous les 7 cas et peut être classé selon STARR en

5 cas — état II

1 cas — état III

1 cas — état I

Nous n'avons pas trouvé de signes cliniques d'insuffisance congestive cardiaque. Ces résultats diffèrent nettement de ce que la plupart des auteurs décrivent dans les publications consacrées à l'amyloïdose cardiaque primaire, où l'on trouve une insuffisance cardiaque irréductible.

Nous croyons pouvoir expliquer cette discordance de la façon suivante:

La majorité des observations consacrées à l'amyloïdose cardiaque primaire concerne des individus âgés en général (entre 70 et 90 ans). Il est prouvé que les altérations décrites sont la conséquence de l'infiltration amyloïde qui accompagne le processus de vieillissement du myocarde, autrement dit, il s'agit d'un processus anatomo-clinique différent de celui que nous avons étudié.

Nous devons accepter que la cardiopathie, révélée par l'électrocardiogramme et par le balistocardiogramme dans cette affection particulière, a une expression clinique spécifique.

Nous croyons qu'il sera indispensable de pratiquer dans l'avenir un balisto-cardiogramme chez tous les malades. Ceci pourrait apporter la preuve objective de l'existence d'une affection du myocarde (comme l'a affirmé récemment Mandelbaum) et donner une estimation de la capacité fonctionnelle du cœur (altération précoce de la forme de contraction et de la coordination cardiaque d'après STARR).

*Electrophérogramme* (Dr. MARIO COENTRO, Porto)

Dans dix cas, à des stades différents de l'évolution, nous avons pu examiner les protéines sériques par électrophorèse. Voici les résultats obtenus:

1. On constate un abaissement de la protéinémie et de la concentration relative en albumine.

2. La teneur en $\alpha_2$-globuline est augmentée de façon nette dans tous les cas.

3. Les $\gamma$-globuline sont élevées de façon modérée.

Ces résultats confirment ceux obtenus par d'autres observateurs (RUKAVINA, KRÜCKE, TEILUM, RODRIGUES, MELLO, etc. . . . .). Ils n'ont aucune valeur spécifique comme il est connu depuis longtemps.

*Etude génétique*

Douze arbres généalogiques montrent l'accumulation de cette affection dans certaines familles. Le Dr. Rosado, de Lisbonne, qui a étudié nos pedigrées estime que:

il est encore impossible d'arriver à des conclusions nettes sur la transmission génétique de cette maladie. On peut cependant penser que les arbres généalogiques suggèrent qu'il s'agit en effet d'une affection génétique, dont la transmission est réalisée par un allèle dominant dans le locus autosomique. Il est possible que le trouble dominant soit léthal mais il est encore trop tôt pour l'affirmer. Si cette hypothèse se vérifiait, on se trouverait devant un problème génétique intéressant, car on observerait l'existence d'un gène léthal, conservé dans une population donnée pendant plusieurs générations. Ceci pourrait s'expliquer par les deux faits suivants:

a) la maladie n'apparaît que chez des patients qui ont déjà eu la possibilité de procréer.

b) l'hétérozygote présenterait un plus grand fitness qu'un individu normal.

*Diagnostic différentiel*

Nous estimons qu'à l'heure actuelle plusieurs diagnostics différentiels ne présentent plus qu'un intérêt purement historique (syringomyélie, mal perforant plantaire familial, acropathie mutilante familiale, maladie de Charcot-Marie-Tooth, neuroavitaminose, polynévrite hypertrophique de Déjerine-Sottas). Nous n'insisterons pas sur cet aspect du problème. Le tableau anatomo-clinique nous paraît présenter une physionomie suffisamment particulière pour que toute confusion avec ces affections devienne possible. Le caractère familial de l'affection, les résultats des biopsies de la peau, des nerfs de la muqueuse gingivale et de l'intestin confirment le diagnostic. Nous devons cependant discuter un diagnostic différentiel: celui de la lèpre. La lèpre est une maladie dont l'étude est difficile. Elle est connue depuis longtemps, mais plusieurs aspects de cette affection restent mystérieuses. Le bacille de Hansen ne peut pas encore être cultivé de façon courante. La maladie ne peut pas être transmise par inoculation à des animaux d'expériences, il reste enfin de nombreux problèmes à résoudre. Dans plusieurs cas où le diagnostic clinique de lèpre a été posé, la recherche du bacille est restée négative. Toutes ces circonstances rendent le diagnostic différentiel entre la lèpre et les affections voisines souvent délicat et difficile. Certains aspects de notre affection: son caractère endémique, l'accumulation familiale, les altérations de la sensibilité, la fréquence des lésions trophiques, pourraient au premier abord suggérer le diagnostic de lèpre compliquée d'amyloïdose atypique. Mais nous savons que la lèpre nerveuse pure, à forme polynévritique, évolue par poussées et qu'elle est, presque toujours, entourée dans le milieu familial d'autres formes de lèpre caractéristiques. Nous n'avons pas observé cela dans nos cas.

1. La lèpre nerveuse produit en général l'hypertrophie noduleuse des troncs nerveux (cubital sciatique, poplité-externe, nerfs du plexus brachial, etc. . . .), rien de pareil n'est observé dans nos cas.

2. Les troubles digestifs ne sont ni un symptôme dominant, ni un symptôme précoce dans la lèpre. Ils sont plutôt rares dans la lèpre nerveuse. Dans nos cas il s'agit au contraire d'un symptôme fréquent, dominant et souvent précoce.

3. L'évolution de nos cas est toujours progressive et fatale. La lèpre, surtout avec les possibilités thérapeutiques actuelles, peut cesser d'évoluer. Nous avons cependant tenté, au début, de soigner quelques uns de nos cas avec des sulfones, sans aucun résultat.

4. Les examens bactériologiques (recherches de bacilles dans la peau, dans le mucus nasal) pratiqués par le professeur Cândido de Oliveira et le Dr. Adelaide Estrada dans 70 cas à plusieurs prises sont toujours restés négatifs. D'autres chercheurs ont pu obtenir des résultats semblables.

5. L'examen histologique de plusieurs dizaines de coupes de nos cas autopsiés (nerfs, peau, viscères, etc. . . .) n'a jamais révélé des lésions inflammatoires spécifiques ou d'autres qui auraient attiré notre attention vers le diagnostic de lèpre.

Candido de Oliveira a également procédé à des examens bactériologiques de nos coupes. Il n'a jamais trouvé de bacilles acido-résistants ou autres. Des résultats semblables ont été obtenus par Wohlwill, Oswaldo Freitas, Julião et Antonio Couceiro, Krücke, Furtado qui ont publié des résultats semblables aux nôtres.

Le nombre de publications avec autopsies complètes et biopsies des nerfs et de la peau est déjà tellement grand à l'heure actuelle, que nous pouvons considérer comme peu probable que des lésions spécifiques nous aient échappé. Il nous est impossible à l'heure actuelle, de considérer cette affection comme une forme particulière de la lèpre, au contraire, nous devons la considérer comme une forme particulière de la paramyloïdose. Le nom de polyneuropathie, amyloïdotique familiale, dénomination proposée par Rodrigues Mello de Rio de Janeiro nous paraît exprimer l'essentiel de cette maladie.

## Discussion

Malgré les progrès indiscutables réalisés au cours des dernières années, nous ignorons encore complètement comment l'amyloïde se forme et nous ne savons pas quelle est la structure exacte de cette substance. L'étiopathogénie de la maladie reste inconnue et nous croyons qu'il n'est pas possible de formuler en ce moment une théorie qui puisse nous aider à saisir le mécanisme de la pathogénie de ce processus.

Nous admettons la possibilité que la convergence de facteurs génétiques et exogènes soit nécessaire pour créer les conditions qui déclenchent le déséquilibre métabolique responsable de la formation des dépôts amyloïdes.

Cette affection pourrait être classée parmi les maladies héréditaires, comme Sir Archibald Garrod les définit. Elle rentrerait dans le groupe des maladies considérées comme «inborn-errors of metabolism». Nous pouvons admettre cela comme hypothèse de travail, sans pouvoir cependant formuler une opinion définitive. Le problème est très complexe. A Lisbonne et à Coïmbra, sous la direction des Professeurs Horta et Trincão, des études vont être poursuivies. A Porto vient d'être organisé un centre d'études neuropathologique avec l'aide de la fondation Calouste Gulbenkian, qui dans notre service de neurologie va consacrer toute son attention à ce problème.

## Résumé

L'éxposé décrit les circonstances de la polyneuropathie amyloïdotique familiale observée en Portugal.

Dans ce travail on donne une synthèse clinique de la maladie mentionnée, une maladie familiale très sournoise en début et à l'évolution progressive et fatale. Le tableau clinique fondamental est celui d'une polyneuropathie periphérique prédominante aux extrémités inférieures avec des troubles de la sensibilité thermique et douloureuse, ainsi qu'une persistance initiale et relative de la sensibilité tactile épicritique.

Le syndrome neurologique est accompagné par des troubles gastro-intestinales génétiques et cardiocirculatoires particuliers.

L'auteur pose un diagnostic différentiel avec certaines conditions, en particulier la lombaire syringomyélie familiale et des formes de la leprosie nerveuse. A son avis l'affection est d'une entité particulière anatomo-clinique.

A la fin l'auteur vient à envisager l'hypothèse que c'est une question d'un type des «erreurs innées du metabolisme» de GARROD.

## Summary

The circumstances, under which familial amyloidotic polyneuropathy was observed in Portugal, are described.

A clinical synthesis of the disease—a familial disease insidous in its onset, progressive and fatal—is given. The prevalent clinical picture is that of a peripheral polyneuropathy predominating in the lower extremities and with disturbances of temperature and pain sensibilities, initially a relative preservation of touch.

The neurological syndrome is accompagnied by gastrointestinal, genesic and cardio-circulatory disturbances of particular nature.

A differential diagnosis with certain conditions is established, that means in particular, familial-lumbal syringomyelia and nervous leprosy. It is considered that the affection is of an anatomo-clinical kind. Finally the hypothesis is suggested that it is probably a type of GARROD's "inborn errors of metabolism".

## Bibliographie

ANDRADE, C.: Note Préliminaire sur une forme particulière de neuropathie périphérique. Rev. neurol. **85**, 4 (1951).
— A peculiar form of peripheral neuropathy. Brain **75**, 3, 408 (1952).
— A peculiar form of peripheral neuropathy. (A synopsis of a study to be published shortly.) Acta psychiat. scand. **26**, 3—4.
—, e G. MOREIRA: Contribuição para o estudo das alterações cardíacas na Polineuropatia Amiloidótica Familar. Gaz. méd. port. **13**, 507 (1960).
ANDRADE, L.: La paramyloidose de Corino de Andrade et ses manifestations oculaires. Arch. port. Oftal. **13**, 1, 41 (1961).
BENSON, R., and G. F. SMITH: Cardiac Amyloidosis. Brit. Heart J. **18**, 529 (1956).
COELHO, E., e C. PIMENTEL: Alterazioni Cardiache in una particolare forma di paramiloidose. Minerva méd. **1961**, 1891.
CONTER, W. T., and R. E. REICHERT: Primary systemic amiloidosis mimicking chronic constrictive pericardial disease. Circulation **2**, 3 (1950).
FURTADO, D., A. GONÇALVES e O. CARVALHO: Paramiloidose de forma nevrítica. J. do Méd. **515**, 977 (1952).

GÖTZE, W., u. W. KRÜCKE: Über Paramyloidose mit besonderer Beteiligung der peripheren Nerven und granulärer Atrophie des Gehirns und über ihre Beziehungen zu den intracerebralen Gefäßverkalkungen. Arch. Psychiat. Nervenkr. **114**, 183 (1941).

GUNNAR, R. M.,: The physiologic and clinical similarity between primary amyloid of the heart and constrictive pericarditis. Circulation **7**, 827 (1955).

JACKSON, C. E., and W. D. BLOCK: Inheritance of primary amyloidosis. Communication delivered at the Third Congress of Cardiology.

JOSSELSON, A. J., and R. D. PRUIT: Electrocardiographic finds in cardiac amyloidosis. Circulation **7**, 200 (1953).

JULIÃO, O. F., e A. COUCEIRO: Estudo de dois casos de meningo radiculite espinhal crónica. Rev. Neurol. Psiquiat. S. Paulo **6**, 141 (1940).

—, e C. MIGNONE: Amiloidose Primária com comprometimento Meningo-Radículo-Neurítico. Arq. Neuro-psiquiat. (S. Paulo) **13**, 1 (1955).

KRÜCKE, W.: Die Paramyloidose. Ergebn. inn. Med. Kinderheilk. **11**, 299 (1959).

— Das Zentralnervensystem bei generalisierter Paramyloidose. Arch. Psychiat. Nervenkr. **185**, 129 (1950).

MELLO, A. R.: Polineuropatia Amiloidótica Familiar. J. bras. Med. **1**, 161 (1959).

OSTERTAG, B.: Familiäre Amyloid-Erkrankung. Z. menschl. Vererb.- u. Konstit.-Lehre **30**, 105 (1950).

RIBEIRO DO ROSÁRIO, M., L. ANTUNES e F. BARROS: Contribuição para o estudo clínico e laboratorial da paramiloidose de Corino de Andrade. J. S. C. Méd. Lisboa **125**, 1 (1961).

ROCHA PINTO et, M. RIBEIRO DO ROSÁRIO: Aspects Radiologiques dans la Paramyloidose de Corino de Andrade. Ann. Radiol. **1959** II, 11.

RODRIGUES, M., e P. VALENTE: Amiloidose generalisada atípica. Rev. clin. esp. **10**, 310 (1943).

RUKAVINA, J. G., and W. D. BLOCK: Primary systemic amyloidosis: A review and experimental, genetic and clinical study of 29 cases with particular emphasis on the familial form. Medicine (Baltimore) **35**, 239 (1956).

SILVA, A. B., e S. F. GOMES DA COSTA: Estudo de alguns casos de paramiloidose do tipo Corino de Andrade por imunoelectroforese. J. S. C. Méd. Lisboa **124**, 2 (1960).

SILVA HORTA, J.: Pathologische Anatomie der portugiesischen Paramyloidosenfälle mit besonderer Bevorzugung des peripheren Nervensystems. Gaz. méd. port. **9**, 6 (1956).

—, et M. R. DIAS COELHO: Localisations de la substance paramyloidose dans le Système Nerveux Central. Arch. De Veechi Anat. pat. **31**, 163 (1960).

WOHLWILL, F.: Formas atípicas da amiloidosis. Amat. lusit. **1**, 373 (1942).

Dr. C. ANDRADE, Serviço de Neurologia, Hospital do Sto. Antonio, Porto/Portugal

Acta Neuropathologica, Suppl. II, 12—18 (1963)

Cliniques de Neurologie et de Propédeutique Médicale de la Faculté de Médecine (Prof. Almeida Lima et Prof. E. Coelho), Laboratoire Central de Biochimie de l'Hôpital de Santa Maria et Laboratoires d'Electroencéphalographie et d'Electromyographie du Centre d'Etudes Egas Moniz, Lisbonne

# Etudes sur la paramyloïdose portugaise à forme polynévritique (Type C. Andrade)

## I. Remarques sur le tableau clinique et résultats de quelques examens complémentaires

Par

Lobo Antunes, M. Ribeiro do Rosário, Fernando Barros, Pompeu Silva et Batista Coelho

Avec 7 Figures dans le Texte

Notre exposé dans ce bref rapport sur la forme particulière d'amyloïdose qu'on observe au Portugal sera relativement limité. Le Docteur C. de Andrade vous a déjà présenté une description générale du tableau clinique, nous bornerons notre exposé à quelques points de détail où nous pouvons apporter une contribution personnelle. D'autre part, pour ce qui concerne les examens complémentaires, nous laisserons de côté tout ce qui se rapporte au syndrome digestif, aux troubles cardio-vasculaires et aux altérations des protéines plasmatiques, dont l'analyse détaillée fera l'objet des communications suivantes. En dépit du fait qu'au point de vue biologique, l'étude de la maladie en soit encore à ses débuts, nous avons cru qu'il pourrait y avoir un certain intérêt à vous faire connaître les résultats auxquels nous sommes déjà arrivés.

L'ensemble de nos observations cliniques comprend jusqu'à présent 29 cas. A l'exception de 5 malades qui appartenaient à des familles où il y avait d'autres cas vérifiés, toutes ces observations ont une confirmation biopsique.

Tous nos malades provenaient de régions situées au nord du fleuve Tage, c'est-à-dire, de régions situées dans la moitié nord du pays (Fig. 1). Un noyau important (12 cas) était constitué par des patients originaires de Unhais da

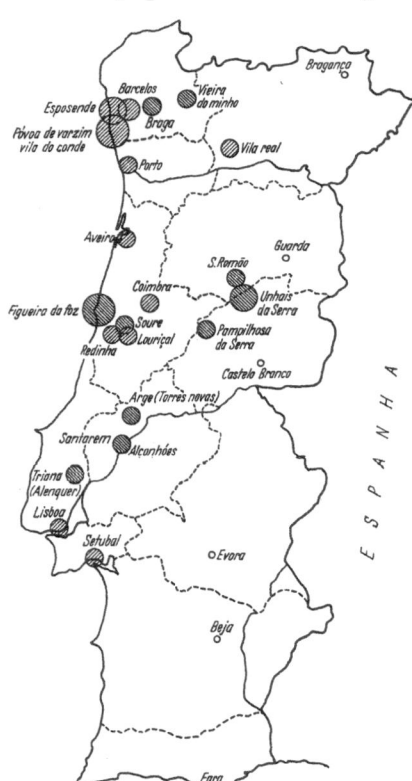

Fig. 1. Carte géographique du Portugal montrant la localisation des foyers connus de la maladie

Serra, village des montagnes de l'intérieur, à une centaine de kilomètres de la frontière espagnole. Les régimes et les conditions de vie d'une région à l'autre diffèrent de façon notable, aussi sommes nous enclins à admettre que les facteurs géographiques ou diététiques ne jouent aucun rôle important dans la genèse de l'affection.

19 malades appartenaient au sexe masculin et 10 au sexe féminin. Il convient de rappeler que cette prédilection pour le sexe masculin était déjà très manifeste dans le matériel étudié dès 1952 par ANDRADE.

Un des aspects les plus saillants de cette amyloïdose, c'est son *incidence*

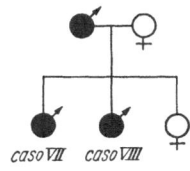

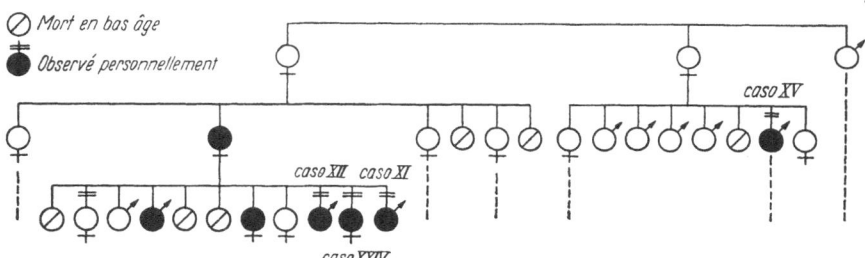

Fig. 2. Arbre généalogique de la familie Pint . . . (Cas I−V). Il conviendra de remarquer que tous les membres de la 3 ème génération sont des enfants ayant moins de 15 ans

Fig. 3. Arbre généalogique de la familie Soar . . . (Cas VII et VIII). Ces deux malades (aujourd'hui agés de 37 et 35 ans) ont été élevés loin de leurs parents dès l'âge de 3 ans

Fig. 4. Arbre généalogique des familles Duar . . . (Cas XI, XII et XIV) et Gab . . .(Cas XV)

*familiale.* Sur l'ensemble des cas que nous avons examiné, ce caractère familial se retrouve 24 fois sur 29. Bien que jusqu'ici il nous ait été impossible de faire une enquête génétique étendue, de l'analyse des arbres généalogiques que nous avons recueillis on peut conclure que l'affection se transmet de façon dominante et sans

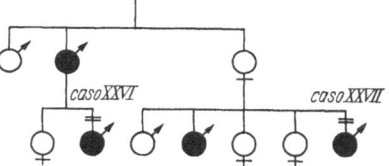

Fig. 5. Arbre généalogique des familles Vilel . . . (Cas XXVI) et Barr . . . (Cas XXVII)

liaison avec le sexe (Fig. 2—5). A notre avis, le facteur héréditaire est l'élément fondamental dans l'étio-pathogénie du processus.

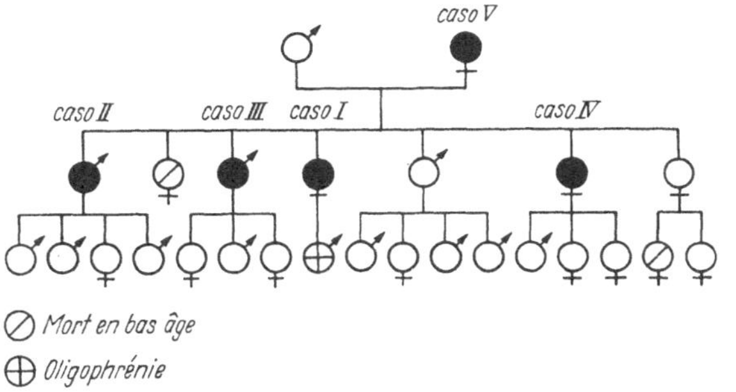

En ce qui regarde *l'âge du début* de la maladie, il faudra remarquer que nos observations comportent un nombre relativement important de cas ayant commencé à des âges assez tardifs par rapport aux chiffres établis par ANDRADE (début entre 20 et 30 ans). En effet, sur les 29 malades étudiés nous comptons 10 cas dans lesquels le début a eu lieu après les 45 ans. Sur ces 10 cas, 5 faisaient remonter le commencement de leurs troubles à des âges compris entre les 50 et les 60 ans et 1 cas à l'âge de 66 ans. A l'intérieur d'une même souche l'âge du début peut avancer d'une génération à la génération suivante, la maladie des enfants pouvant même précéder de plusieurs années celle du père ou de la mère.

Nous n'avons trouvé aucun rapport entre l'âge de l'apparition des troubles et le type de la symptomatologie initiale, qu'elle fût neurologique, digestive, trophique etc. . . . Par contre, nous pensons que cet âge peut avoir une certaine influence sur l'évolution clinique, celle-ci nous paraissant être plus rapide dans les cas qui débutent plus précocement.

En général, les premières manifestations cliniques sont d'ordre neurologique ou digestif. Le début par des troubles trophiques ou génésiques isolés nous semble être beaucoup plus rare (2 cas sur 29).

Parmi les symptômes neurologiques de la période initiale, les paresthésies et les troubles objectifs des sensibilités thermique et douloureuse se trouvent toujours à l'avant-plan. Chez 4 de nos malades, aux sensations paresthésiques s'associèrent dès le commencement des douleurs intenses, qui évoquaient les douleurs fulgu-rantes tabétiques. Nous n'avons jamais rencontré de cas ayant débuté par des troubles de la motilité.

Sans aucune exception, dans toutes nos observations l'atteinte des membres inférieurs précéda de longtemps (des mois ou même des années) celle des membres supérieurs. Ce début et cette prédominance des symptômes neurologiques aux membres inférieurs se retrouvent toujours dans les cas portugais et en sont un des traits les plus caractéristiques.

A la *période d'état* le tableau clinique est encore dominé par les syndromes neurologique et digestif.

Il est superflu de revenir sur l'ensemble de la symptomatologie à ce stade de l'évolution. Nous ne donnerons ici que quelques détails pris sur notre expérience personnelle.

En premier lieu nous voudrions insister sur le fait qu'à mesure que le tableau se développe, l'atteinte de l'appareil moteur prédomine sur les troubles de la sen-sibilité. Ceci ne veut pas dire que ces derniers se stabilisent ou disparaissent, bien au contraire, mais seulement qu'étant moins pénibles et frappants, ils perdent progressivement en importance par rapport aux paralysies et aux amyotrophies.

Débutant toujours par les extenseurs des orteils, ces troubles de la motilité atteignent ensuite les muscles des membres supérieurs, en particulier ceux des mains et des avant-bras. Ils aboutissent finalement à une tétraplégie flasque, avec griffe des pieds et des mains. Pendant les périodes initiales il n'est pas exceptionnel de voir une exaltation des réflexes tendineux, suivie plus tard de leur diminution ou abolition. La disparition précoce des réflexes est beaucoup plus rare, et n'a été observée que chez 2 de nos malades.

Un autre fait qu'il importe de connaître, concerne la participation des nerfs crâniens au processus polynévritique. Elle est peu fréquente, mais nullement exceptionnelle. Dans le relevé de nos observations nous la trouvons à six reprises: atteinte des Vème et XIIème paires dans 1 cas et des VIIème, VIIIème ou XIIème paires dans 5 autres cas.

Signalons, enfin, que chez 1 malade, en plus du tableau neurologique habituel, nous avons constaté des troubles de la marche et de l'équilibre, entièrement superposables dans leurs caractères séméiologiques à ceux qu'on rencontre dans les ataxies radiculo-cordonales.

Nous ne dirons que quelques mots des *troubles trophiques*. Comme nous l'avons affirmé plus haut, et bien qu'il existe des exceptions à cette règle, ces troubles sont rares au commencement de la maladie et le plus souvent n'apparaissent que tardivement. Ils se localisent électivement aux extrémités distales des membres, notamment aux orteils, et intéressent aussi bien les parties molles que les formations ostéo-articulaires. Au point de vue radiologique, les lésions de ces dernières se traduisent par des images qui ne diffèrent en rien de celles qu'on voit dans la lèpre, dans la syringomyélie, dans les acro-ostéolyses mutilantes familiales, etc. . . . (Fig. 6 et 7).

Dernièrement, après avoir pris connaissance des travaux de FALLS et collaborateurs (1955), de

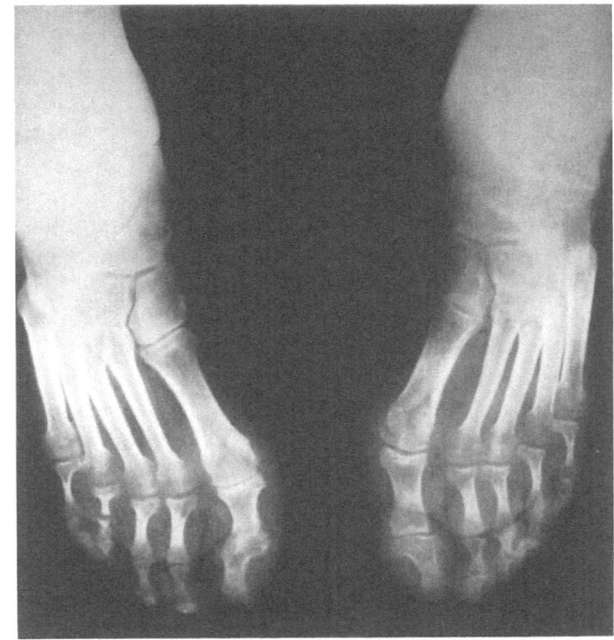

Fig. 6. Stade initial des lésions trophiques des os («atrophie concentrique»)

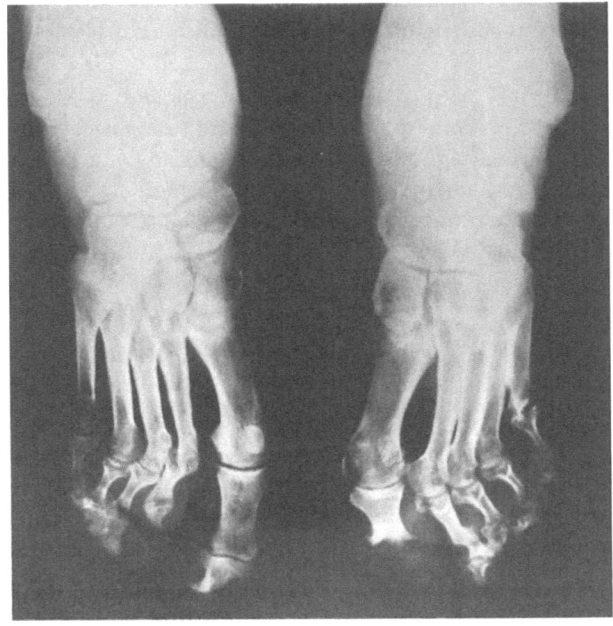

Fig. 7. Lésions trophiques à un stade plus avancé du processus. Ostéoporose et perte de plusieurs segments osseux

CHAMBERS (1958), de KAUFMAN (1960), etc . . . ., nous avons recherché, avec Simões de Sá, de la Clinique Ophthalmologique de la Faculté de Médecine de

Lisbonne, des *lésions oculaires* dansnos cas. Chez 4 malades sur 6, l'examen au biomicroscope a montré des opacités d'aspect poussiéreux dans le corps vitré et des dépôts blanchâtres le long des vaisseaux rétiniens. Deux de ces malades présentaient encore des dépôts hyalins dans l'iris, au voisinage du bord pupillaire. Sans vouloir l'affirmer, il nous parait possible que ces derniers soient à l'origine des troubles pupillaires décrits par Andrade et qui existaient aussi chez ces 2 sujets.

Pour terminer ces quelquesnotessur la symptomatologie clinique, nous voudrions encore ajouter que l'affection ne s'accompagne jamais de macroglossie, d'infiltrations cutanées, d'hypertrophie des troncs nerveux ou de signes d'insuffisance cardiaque ou rénale. Un de nos malades a présenté des hématémèses dont l'origine est restée obscure, les images radiologiques et les résultats des examens de laboratoire ayant permis d'exclure une dyscrasie sanguine, des varices oesophagiennes ou des lésions ulcératives gastriques ou duodénales.

En général, la maladie se développe de façon progressive. Cependant, dans quelques cas l'évolution a un caractère phasique, les périodes d'aggravation faisant presque toujours suite aux crises de vomissements et de diarrhée.

### Examens Complémentaires

Notre *enquête biologique* a porté sur 18 cas. Ainsi que nous l'avons déjà dit, nous laisserons ici de côté tout ce qui se rapporte aux troubles de la fonction digestive et aux altérations des protéines du plasma, dont l'étude détaillée fera l'objet de communications qui se suivront. Vu le nombre de cas étudiés, nous devons reconnaître que nous n'attachons aux résultats obtenus qu'une valeur très relative.

Notons, tout d'abord, qu'à l'exclusion d'un cas qui présenta une anémie modérée pendant plusieurs mois, les *examens hématologiques* n'ont jamais décelé d'altérations significatives de la teneur en hémoglobine ou du nombre des éléments figurés. Les quelques altérations plus importantes rencontrées dans certains cas ont été provoquées par des processus intercurrents.

Ces mêmes considérations s'appliquent aux résultats des déterminations de la *vitesse de sédimentation érythrocytaire*.

*L'analyse des urines* a mis en évidence des traces d'albumine dans un bon nombre de cas et une albuminurie oscillant aux environs de 1 g dans 3 cas. Dans 2 cas la densité urinaire était inférieure à 1.010, l'indice de dépuration uréique de van Slyke n'ayant jamais dépassé 48 p. cent.

D'autre part, les dosages de l'*urée sanguine*, de l'*acide urique*, de l'*indican* et de la *créatinine*, ont donné constamment des résultats normaux.

Ces données sur l'état de la fonction rénale sont quelque peu surprenantes si l'on considère que le rein est un des organes les plus atteints au point de vue lésionnel. Il faudra toutefois remarquer que nous n'avons eu recours qu'aux méthodes d'examen les plus courantes, et que nous n'avons pas eu l'occasion d'étudier des cas à la période terminale.

Chez 6 malades nous avons pratiqué un dosage de la *créatinine* dans l'urine. Tous ont présenté une créatinurie dosable qui dans un cas est montée jusqu'à 1,05 g dans l'urine de 24 heures.

Les résultats de l'*épreuve de Thorn*, ainsi que ceux du dosage des *17-hydroxy-corticostéroïdes* dans l'urine, ont été normaux dans tous les 14 cas examinés sauf en 3. Par contre, excepté dans un cas, tous présentèrent une réduction plus ou moins considérable du taux des *17-cétostéroïdes*. Ces faits s'accordent avec les données de l'anatomie pathologique, qui montrent que dans la généralité des cas les lésions intéressent tout le parenchyme testiculaire, et ne sont pas limitées aux éléments de la lignée germinale.

Chez tous les malades nous avons pratiqué une *épreuve au rouge Congo*. Les résultats obtenus ont été censés n'avoir aucune valeur significative.

Dans tous les cas nous avons aussi pratiqué des *myélogrammes* de la moëlle sternale, sans jamais avoir rencontré une augmentation du taux des plasmocytes pouvant être considérée comme anormale.

Signalons encore que la *recherche du bacille de Hansen*, pratiquée aussi chez tous les malades et parfois à plusieurs reprises, a été toujours négative.

Un des points les plus faibles de notre enquête concerne l'examen du *liquide céphalo-rachidien*. Il n'a été pratiqué que dans 5 cas et n'a porté que sur les recherches les plus courantes: nombre des cellules, réaction de Pandy et dosage de l'albumine. 3 cas ont présenté une dissociation albuminocytologique, la teneur en albumine ayant atteint dans 1 cas 105 mg p. cent.

Nous avons été les premiers à pratiquer des *examens électroencéphalographiques* dans cette forme d'amyloïdose. Les résultats obtenus dans les 5 premiers cas qui ont été étudiés ont fait l'objet d'une note préliminaire publiée en 1958. A l'heure actuelle, notre expérience en ce domaine porte sur 15 cas. 4 cas exceptés, dans tous on a trouvé des altérations plus ou moins marquées. Ces altérations se manifestent le plus souvent au cours de l'épreuve de l'hyperpnée. Dans 6 cas elles consistèrent surtout en des dysrythmies à ondes delta, bilatérales, synchrones, à siège central et à diffusion bitemporale. Dans 5 autres cas on a observé seulement des dysrythmies diffuses.

Finalement, dans 6 cas nous avons pratiqué des *examens électromyographiques*. Voici les conclusions auxquelles nous sommes arrivés:

I. Dans tous les cas on a constaté, au cours de la contraction volontaire maximale, une réduction plus ou moins considérable du nombre des unités motrices, aucun cas n'ayant présenté des images électromyographiques évoquant les tracés d'interférence qu'on observe chez les sujets normaux. Dans quelques cas on a même recueilli des tracés du type du «tracé simple à haute fréquence».

II. Chez quatre malades on a observé une activité électrique spontanée dans les muscles au repos. Le plus souvent cette activité se présentait sous la forme de potentiels de fibrillation, et moins fréquemment sous celle de fasciculations ou de potentiels lents de dénervation.

III. La plupart des potentiels d'action des muscles étudiés étaient du type polyphasique et avaient des durées et des amplitudes nettement augmentées (dans un cas on a observé des potentiels bien individualisés ayant des amplitudes de plus de 7 millivolts).

En somme, les altérations électromyographiques rencontrées dans ces 6 cas plaident en faveur d'un processus neurogène, à siège périphérique.

## Résumé

Les auteurs rapportent les résultats de leurs observations dans 29 cas de para-myloïdose à forme polynévritique du type isolé au Portugal par C. Andrade. Dans la première partie du travail ils insistent spécialement sur certains aspects du tableau clinique qu'ils ont été les premiers à mettre en relief (caractère héréditaire dominant, autosomique, de la maladie; atteinte des nerfs crâniens ou existence de dépôts oculaires chez certains malades; évolution clinique plus rapide dans les cas qui débutent plus précocement, etc.).

En ce qui concerne les examens de laboratoire, l'accent est mis sur l'absence d'altérations significatives des fonctions hématopoïétique, rénale, endocriniennes (la glande interstitielle du testicule faisant exception), etc. Suit un bref résumé des résultats des examens électroencéphalographiques et électromyographiques pratiqués dans quelques cas.

## Summary

The authors report on the results of their observations in 29 cases of polyneu-ritic paramyloidosis of the type isolated by C. Andrade in Portugal. In the first part of their paper they especially emphasize certain clinical aspects which were for the first time clearly demonstrated by them (the autosomal-dominant heredity of the disease; the involvement of the cranial nerves or the existence of ocular deposits in certain patients; the more rapid clinical course in cases in which the disease started earlier in life, etc.).

With regard to laboratory investigations, stress is put on the absence of signi-ficant changes in hematopoietic, renal, endocrine and similar functions (with the exception of the interstitial gland of the testicles). The results of electroencephalo-graphic and electromyographic studies made in several cases are briefly sum-marized.

## Bibliographie

Andrade, C.: A peculiar form of peripheral neuropathy: familiar atypical generalized amy-loidosis with special involvement of the peripheral nerves. Brain 75, 408 (1952).

Chambers, R. A., W. E. Medd et H. Spencer: Primary amyloidosis. With special reference to involvement of the nervous system. Quart. J. Med. 27, 207 (1958).

Falls, H. F., J. Jackson, J. H. Carey, J. G. Rukavina et W. D. Block: Ocular manifesta-tions of hereditary primary systemic amyloidosis. Arch. Ophthal. 54, 660 (1955).

Primary amyloidosis: Clinical Staff Conference at the National Institutes of Health. Ann. intern. Med. 52, 668 (1960).

Silva, P., Lobo Antunes et M. R. do Rosário: Alterações electroencefalográficas na para-miloidose de Corino de Andrade (Nota prèvia sôbre quatro casos). Med. contemp. 77, 69 (1959).

Dr. L. Antunes,
Centro de Estudos Egas Moniz, (Hospital de Santa Maria), Lisboa, Portugal

Acta Neuropathologica, Suppl. II, 19—28 (1963)

Cliniques de Propédeutique Médicale et de Neurologie de la Faculté de Médecine de Lisbonne (Prof. E. Coelho et Prof. Almeida Lima), Laboratoire Central de Biochimie et Service Central de Radiologie de l'Hôpital de Santa Maria, et Laboratoire de Médecine Nucléaire de l'Institut Portugais d'Oncologie, Lisbonne

# Etudes sur la paramyloïdose portugaise à forme polynévritique (Type C. Andrade)

## II. Le syndrome digestif

Par

M. Ribeiro do Rosário, Lobo Antunes, Fernando Barros, Rocha Pinto et Antonio Baptista

Avec 4 Figures dans le Texte

Ce travail est basé sur l'observation de vingt-neuf cas de paramyloïdose du type portugais, chez lesquels le diagnostic a toujours été posé de façon certaine. Dans vingt-cinq cas il a, en effet, été confirmé par l'examen histologique de biopsie et dans deux cas par nécropsie. Les quatre autres cas présentaient une anamnèse et une symptomatologie clinique typique et appartenaient en outre à des familles dans lesquelles la maladie avait déjà été confirmée par des examens morphologiques. Dix de nos dix-neuf malades étaient du sexe masculin, cinq cas se présentaient seulement sous forme sporadique. Les vingt-quatre autres appartenaient à treize familles différentes et se retrouvaient dans des générations différentes. L'âge des malades variait entre vingt-neuf et soixante-six ans et nous avons pu ainsi dresser des observations à des stades différents de l'évolution de la maladie. Certains patients n'évoluaient que depuis quelques mois, d'autres évoluaient depuis plusieurs années avec un maximum de seize ans.

Tous nos patients présentaient des troubles digestifs d'une intensité variable. Cette intensité était en général en rapport avec la durée de l'affection. Dans certains cas (I, II, III, XII, XXI) ces troubles digestifs constituaient les premières manifestations de la maladie; dans d'autres ils étaient apparus dès le début mais associés à des troubles neurologiques (X, XI, XV, XVII, XVIII, XXIII, XXIX). Le plus souvent les troubles digestifs succédaient après une durée variable au premier symptôme neurologique, trophique ou à la diminution de la puissance génésique.

La symptomatologie digestive initiale n'a rien de caractéristique. Elle comprend des troubles dyspeptiques et une altération du transit intestinal. La constipation chronique est très fréquente pendant cette période. Plus tard, mais parfois dès le début, apparaissent des crises de diarrhée qui s'aggravent progressivement en intensité, durée et fréquence. Ces crises alternent avec des périodes où le transit intestinal est normal, ou bien où la constipation est persistante. Malgré cette variabilité dans la succession des troubles digestifs, on trouve très souvent, après quelques années d'évolution, une diarrhée permanente, qui lorsqu'elle s'associe à une incontinence du sphincter anal, d'origine neurologique, est la cause de situations particulièrement pénibles (cas I, II, VI, XI, XXI, XXII, XXVII). Il faut cependant remarquer, que si dans certains cas, la symptomatologie digestive

2*

Tableau 1. *Etude de la*

| | Bilirubinémie (mg/100cm³) | Epreuve de la ga-lactose | R. cephaline-cholestérol | R. Wunderly (Cadmium-Sulphat-réaction) | R. Mac Lagan (U.) (Thymol-réaction) | R. Takata |
|---|---|---|---|---|---|---|
| Cas II (M.D.P.) | | | + + + + | + + | 6 | Negative |
| Cas III (J.D.P.) | 1′:0,09 30′:0,7 | 2,0 | Negative | + + | 2 | Negative |
| Cas VI (A.G.S.) | | | + + + + | Negative | 5 | Negative |
| Cas VII (A.M.S.) | 1′:0,1 30′:0,7 | | + + | + | 3 | Negative |
| Cas IX (M.M.T.) | 1′:0,1 30′:1,7 | | + + + + | Negative | 4 | Negative |
| Cas X (A.J.S.) | | | + + | + + | 5 | Negative |
| Cas XI (J.D.D.) | | | + + | + | 6 | Negative |
| Cas XIII (M.R.N.) | 1′:0,1 30′:1,7 | 3,0 | + + | Negative | 4 | Negative |
| Cas XIV (J.S.) | 1′:0,02 30′:0,4 | | Negative | Negative | 2 | Negative |
| Cas XV (J.G.J.) | 1′:0,1 30′:0,3 | | Negative | + + + | 1 | Negative |
| Cas XVI (J.C.) | 1′:0,06 30′:0,2 | | + + + | + + + + | 6 | Faiblement positive |
| Cas XIX (A.C.) | 1′:0,06 30′:0,4 | 7,0 | + + | Negative | 3 | Negative |
| Cas XX (E.J.S.) | 1′:0,05 30′:0,3 | | + + + + | Negative | 5 | Negative |
| Cas XXI (M.A.J.) | 1′:0,07 30′:0,6 | 1,0 | + | + + | 2 | Negative |
| Cas XXII (J.M.) | | | Negative | | 3 | |
| Cas XXVIII (M.J.L.) | 30′:0,6 | | + | + | 2 | Negative |
| Cas XXIX (R.R.S.) | 1′:0,1 30′:0,7 | | + | Negative | 3 | Negative |

acquiert une importance considérable, et provoque une altération marquée de l'état général, dans d'autres cas malgré une symptomatologie neurologique grave et rapidement progressive, les symptômes digestifs restent peu marqués (cas XIII, XIX, XX, XXV). Aux cours des périodes de diarrhée les patients se plaignent de coliques abdominales. Le nombre de défécations est variable, mais peut être très élevé. Les selles sont liquides ou pâteuses. On n'y trouve jamais ni sang, ni mucus, ni pus. Les douleurs abdominales peuvent être très violentes et comparables aux *fonction hépatique*

| R. WELTMAN (Floculation jusqu'au) | Prothrombine (%) | Cholestérol total et estérifié | Epreuve de la Bromo-sulphtaléine (Retention de) % | E. Acide hippurique | Phosphatase alcaline | Transaminase glut.-oxalacétique | Transaminase glut.-pyruvique |
|---|---|---|---|---|---|---|---|
| 5ème tube | 90 | 270 185 (69%) | 4,0 | | | | |
| 7ème tube | | 258 120 (47%) | | 0,89 | | | |
| 7ème tube | | 182 130 (71%) | 0,5 | | | | |
| 6ème tube | | 176 107 (61%) | | | 3,4 | | |
| 7ème tube | 94 | 122 84 (69%) | 2,5 | | 2,8 | | |
| 7ème tube | 98 | | 2,5 | | 1,8 | | |
| 7ème tube | | | 2,5 | | | | |
| 8ème tube | 76 | 158 105 (66%) | 4,5 | 0,28 | 2,2 | 24 | 23 |
| 7ème tube | | 210 141 (67%) | 1,5 | | 2,9 | 32 | 30 |
| 4ème tube | 100 | 128 83 (65%) | 7,0 | | 3,6 | | |
| 4ème tube | | 140 100 (71%) | 6,5 | | 3,5 | | |
| 5ème tube | 70 | 182 119 (65%) | 2,0 | 0,43 | 3,4 | 32 | 28 |
| 6ème tube | | 194 132 (68%) | 3,5 | | 4,3 | 28 | 28 |
| 5ème tube | 80 | 162 111 (69%) | | 0,50 | | | |
| 6ème tube | | 188 117 (62%) | 2,0 | | | 14 | 16 |
| 5ème tube | | 150 98 (65%) | 4,0 | | 4,4 | | |
| 5ème tube | | | 5,0 | | | | |

crises gastriques du tabes (cas XIV, XXI). Seul notre cas XIV a présenté des hématémèses et du mélaéna. Les examens radiologiques n'ont pas révélé la cause de cette complication hémorragique. Cinq de nos cas (VI, X, XI, XIV, XXI) ont présenté des vomissements alimentaires fréquents. Un seul (cas VII) a présenté du ténesme rectal. De façon générale nous pouvons dire que la gravité du syndrôme digestif dépend de la durée d'évolution de la maladie. Le syndrôme digestif altère de façon évidente l'état général des malades, quoique l'on puisse trouver des patients avec une symptomatologie digestive encore discrète et sans diarrhée, mais avec un état général précaire, amaigrissement grave et accentué (cas XIII, XIV, XIX, XX, XXIII, XXV). Le syndrôme digestif par lui-même n'est pas spécifique, mais son association avec le syndrôme neurologique, les altérations trophiques, génitales et sphinctériennes, donne toutefois au tableau clinique une signification particulière.

Nous commencerons l'exposé des résultats de nos examens de laboratoire par l'analyse des *épreuves fonctionnelles hépatiques* pratiquées chez 16 malades. Les résultats peuvent être résumés de la façon suivante (Tableau 1):

1. A l'exception d'un cas (XVI), qui présentait de profondes altérations dans les épreuves de labilité protéique, toutes les autres épreuves étaient normales (cas XIV et XXII), ou altérées de façon fort discrète. La réaction de Takata a toujours été négative. Le taux le plus élevé de la réaction au thymol fut de six unités.

2. L'épreuve à la bromsulfophtaléine, pratiquée chez presque tous nos malades, et les autres épreuves de la fonction hépatique, (bilirubinémie, galactose, acide hippurique, temps de prothrombine, cholestérol total et esters et phosphatase alcaline) ont toujours donné des résultats normaux.

3. Les teneurs du sérum en transaminases furent toujours normales.

L'interprétation exacte des légères altérations rencontrées dans les épreuves de labilité protéique, présente des difficultés. Ces altérations qui se sont présentées avec une certaine constance peuvent être dues à une dysprotéinémie qui n'a cependant pas encore pu être caractérisée par les méthodes employées jusqu'à présent. Elles pourraient aussi être dues à des phénomènes intercurrents (nécroses tissulaires ou infection).

Les études histopathologiques démontrent eux aussi l'intégrité du parenchyme hépatique et par *ponction biopsique du foie* nous avons pu confirmer ce fait. Cette ponction a été pratiquée chez cinq de nos malades (cas IV, XIII, XVI, XIX, XXII) et seulement chez deux d'entre eux (cas XIII et XXII) il y avait de petits dépôts de substance amyloïde dans les artérioles des espaces de Kiernan, sans autres altérations.

Les épreuves de *sécrétion, digestion* et *absorption* donnèrent des résultats plus importants. Ils peuvent être résumés comme suit (Tableau 2):

1. tous nos cas, sauf un (cas XXI), ont montré à l'examen fractionné du liquide gastrique, une diminution de la teneur en acide chlorhydrique libre et de l'acidité totale par l'épreuve de la caféine de Kalk. Deux de nos cas (IX, X) présentaient une achlorhydrie totale.

2. l'examen microscopique des selles n'a pas montré d'altérations importantes dans le degré de digestion.

3. les teneurs du sang en amylase et en lipase furent normales ou à peine inférieures à la normale. Cependant les méthodes utilisées sont en général relativement peu précises et d'autre part l'interprétation physiopathologique des résultats inférieurs à la normale reste difficile. Nous ne savons pas pour combien cette diminution pourrait être en rapport avec les altérations, parfois très étendues, qu'on observe dans le pancréas.

4. en général les épreuves d'absorption (d-xylose, courbe d'hyperglycémie, absorption de graisses marquées par l'iode radioactif) montrent que l'absorption est mauvaise. Ceci est important pour comprendre certains aspects de la maladie.

Tableau 2. Epreuves de la digestion, sécretion et absorption

| | Suc gastrique | Selles (digestion) | Amylasémie (U. Somogyi/100 cm³) | Lipasémie | E. D-xylose (g/urine de 5 heures) | Glycémie à jeun | Courbe de la glycémie | E. Exton-Rose | Calcémie | Sidérémie |
|---|---|---|---|---|---|---|---|---|---|---|
| Cas II (M.D.P.) | Hypoacidité | Sans altérations manifestes | 19 | 0,2 | | | | | | |
| Cas III (J.D.P.) | Hypoacidité | Sans altérations manifestes | 61 | 0,2 | 7,9 | 89 | 89-140-101-81-73 | | 11,3 | 94 |
| Cas VI (A.G.S.) | Hypoacidité | Sans altérations manifestes | 33 | 0,2 | | 89 | | $1^a$ — 89 $2^a$ — 164 $3^a$ — 276 | | |
| Cas VII (A.M.S.) | Hypoacidité | Sans altérations manifestes | 87 | | 4,0 | | | | 10,2 | |
| Cas IX (M.M.T.) | Hypoacidité Achlorhydrie | Sans altérations manifestes | 44 | 0,2 | 3,9 | 84 | 84-144-136-98-53 | | 10,0 | |
| Cas X (A.J.S.) | Hypoacidité Achlorhydrie | Sans altérations manifestes | 58 | 0,2 | | 75 | | $1^a$ — 75 $2^a$ — 130 $3^a$ — 164 | | |
| Cas XI (J.D.D.) | | Sans altérations manifestes | 65 | 0,2 | | | | | | |
| Cas XIII (M.R.N.) | Hypoacidité | Sans altérations manifestes | 54 | 0,2 | 4,3 | 59 | 59-92-105-75-71 | | 10,9 | 148 |
| Cas XIV (J.S.) | Hypoacidité | Sans altérations manifestes | 129 | 0,2 | 4,1 | 69 | | $1^a$ — 69 $2^a$ — 116 $3^a$ — 61 | 10,6 | |
| Cas XV (J.G.J.) | | | 43 | | | | | | 9,8 | 50 |
| Cas XVI (J.C.) | | Sans altérations manifestes | 73 | 0,2 | 3,8 | 65 | 65-80-93-109-109 | | 9,1 | |
| Cas XIX (A.C.) | | | 27 | 0,4 | 3,0 | | | | 9,1 | |
| Cas XX (E.J.S.) | | Sans altérations manifestes | 51 | 0,4 | 2,1 | 69 | 69-184-121-65-62 | | | |
| Cas XXI (M.A.J.) | Normal | | 44 | 0,2 | 2,3 | 77 | 77-96-114-69-77 | | 10,9 | |
| Cas XXII (J.M.) | | Sans altérations manifestes | 80 | 0,2 | 2,0 | 74 | 74-150-114-67-60 | | 9,5 | |
| Cas XXVIII (M.J.L.) | | | | | | 72 | 72-118-56-63-73 | | | |
| Cas XXIX (R.R.S.) | | Sans altérations manifestes | | | | 75 | | | 9,5 | |

L'épreuve de la d-xylose, dans neuf cas sur dix, montre une diminution de l'absorption et dans trois cas révèle une altération profonde dans le mécanisme d'absorption des hydrates de carbone (cas XX, XXI, XXII). Dans cinq cas (cas IX, XIII, XIV, XVI, XIX) qui ne présentaient qu'une symptomatologie digestive discrète et qui ne présentaient pas de diarrhée, cette épreuve a cependant révélé un déficit de l'absorption.

Les valeurs de la glycémie à jeun sont en général basses et les courbes d'hyperglycémie expérimentale sont du type dit « en plateau ». Il s'agit là d'un phénomène habituel dans les absorptions insuffisantes.

Dans sept cas l'absorption des graisses a été étudiée (III, IX, XIII, XIV, XVI, XX, XXI), avec de la trioléine marquée à l'iode 131. Chaque malade recevait à jeun, vingt à trente millicuries de trioléine, diluée dans 20 cm³ d'huile d'olive.

Tableau 3. *Radioactivité des selles*

| | Excrétion de Trioléine (I¹³¹) % |
|---|---|
| Cas III (J.D.P.) | 1,93 |
| Cas IX (M.M.T.) | 6,65 |
| Cas XIII (M.R.N.) | 4,20 |
| Cas XIV (J.S.) | 1,83 |
| Cas XVI (J.C.) | 1,06 |
| Cas XX (E.J.S.) | 10,22 |
| Cas XXI (M.A.J.) | 6,96 |

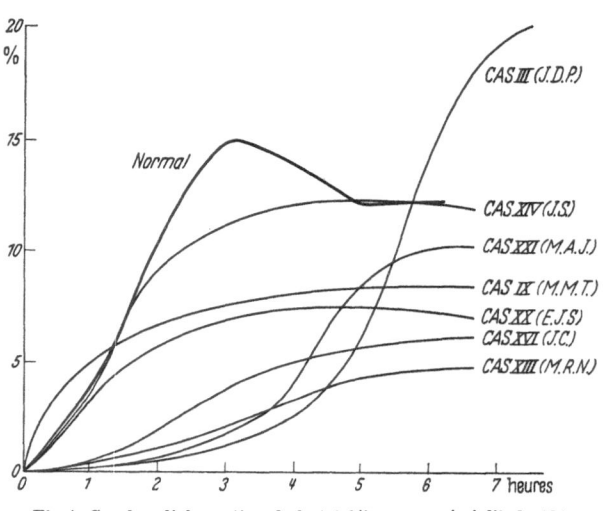

Fig. 1. Courbes d'absorption de la trioléine marquée à l'iode 131

La variation de la radioactivité dans le sang circulant a été suivie pendant sept heures avec un compteur Geiger-Müller placé entre les cuisses. Après trois et cinq heures du sang a été prélevé et la radioactivité a été mesurée par scintillation. Ces déterminations ont permis d'établir une courbe d'absorption de la trioléine en indiquant les pourcentages de la dose totale de la radioactivité retrouvée. Nous avons également déterminé la radioactivité éliminée par les selles pendant quelques jours, jusqu'à ce que nous ayons obtenu dans deux extraits successifs une radioactivité inférieure à 0,3%. L'examen de ces courbes nous donne une idée de la cinétique de l'absorption. Le dosage de la radioactivité fécale permet, en même temps, une appréciation quantitative du degré d'absorption. Les résultats obtenus furent les suivants (Tableau 3 et Fig. 1):

1. Dans quatre cas l'absorption de la trioléine peut être considérée comme normale (III, XIII, XIV, XVI). Dans les trois cas où l'absorption était mauvaise (IX, XX, XXI) la symptomatologie était grave et les patients présentaient une diarrhée intense.

2. Dans tous les cas le mécanisme d'absorption est cependant altéré. Les courbes montrent en effet une ascension lente et n'atteignant son maximum que très tardivement par rapport au type normal. Dans certains cas où l'absorption de la trioléine était bonne, les courbes gardaient cependant cette allure. La valeur maximale était parfois semblable à la valeur observée dans les cas normaux, mais elle n'était atteinte que très tardivement.

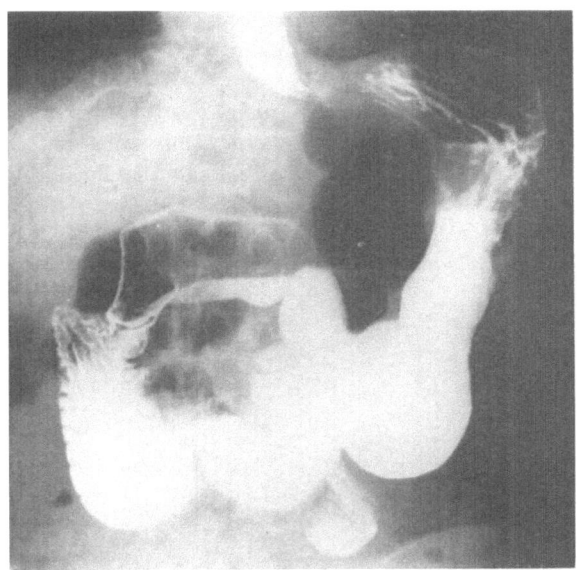

Fig. 2. Cas XXI. Mégaduodénum avec mégabulbe et aéroentérie

La calcémie qui a été déterminée dans onze cas (III, VII, IX, XIII, XIV, XV, XVI, XIX, XXI, XXII, XXIX) a toujours été normale. Les examens radiologiques pratiqués dans quinze cas (II, III, VI, VII, IX, X, XI, XIII, XV, XVI, XIX, XX, XXI, XXII, XXIX), et qui comprenaient l'examen de l'estomac, du duodenum, de l'intestin grêle et du côlon, plaident également en faveur de l'existence d'un syndrome d'absorption insuffisante dans la paramyloïdose du type portugais. Ces altérations se retrouvent dans tous les cas mais varient d'intensité.

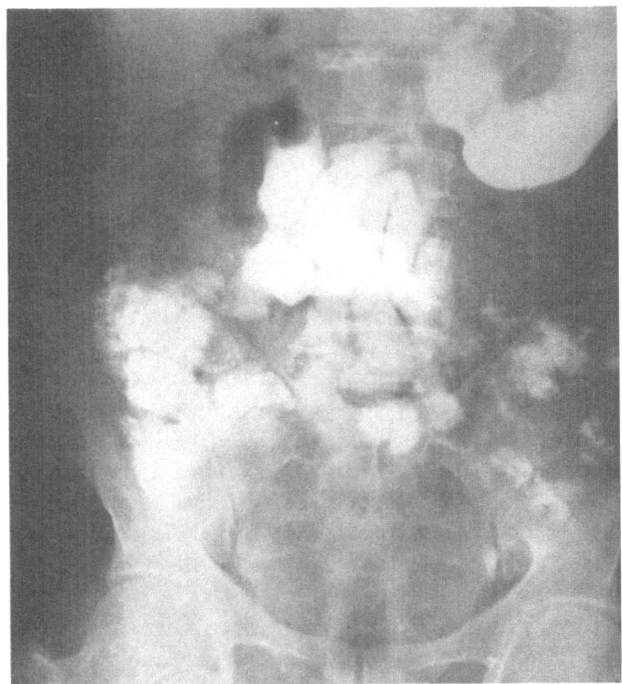

Fig. 3. Cas II. Anses jéjunales dilatées, perte de la plicature, aéroentérie et images en flocons de neige. Stase gastrique à la 5ème heure

Elles se localisent avant tout au niveau de l'intestin grêle et comprennent (Fig. 2—4):

1. Des images de dystonie: hypotonie (anses dilatées et souvent avec des niveaux liquides) et hypertonie, ou même les deux associées.

2. Troubles du péristaltisme avec altération de la durée du transit intestinal.

L'association de la dystonie et des troubles du péristaltisme provoque souvent l'apparition d'images de segmentation intestinale et les altérations de la musculature provoquent la formation d'images en flocons de neige. Le relief muqueux peut aussi être altéré.

Les altérations dans les échanges entre liquides et gaz au niveau de l'intestin provoquent souvent la formation d'images hydroaériques. L'augmentation de la quantité de liquide dans la lumière intestinale provoque la dilution du produit de contraste ou souvent la formation de couches superposées de produits de contraste et de liquide. Ces modifications intestinales sont souvent accompagnées d'altérations gastro-duodénales (atonie gastrique avec retard d'élimination, mégabulbe: cas II, III, XIV, XXI) ou coliques (megasigmoïde du type fonctionnel: cas II et III). Les images radiologiques retrouvées dans la paramyloïdose portugaise correspondent à l'insuffisance fonctionnelle de l'intestin grêle telle qu'elle a été décrite par «Porcher» et sont attribuées par cet auteur à une dysfonction du système nerveux ou autonome endopariétal du tube digestif. Cette dysfonction peut être d'origine organique ou fonctionnelle.

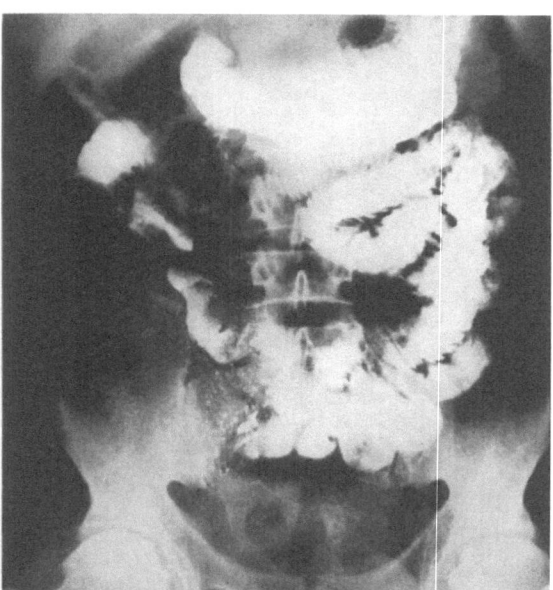

Fig. 4. Cas X. Images de dystonie et de dilution du produit de contraste. Oedème des plis muqueux et images en flocons de neige

Nous croyons pouvoir donc dire qu'il y a des raisons cliniques, biologiques et radiologiques pour admettre l'existence d'un syndrome d'insuffisance de l'absorption intestinale dans la paramyloïdose du type portugais. Ce syndrome parait être provoqué d'abord par des altérations localisées à l'intestin grêle et en particulier par celles qui atteignent le système végétatif extrinsèque et endopariétal de l'intestin grêle.

Pour terminer nous ferons une brève référence aux résultats des biopsies gastriques et jéjunales. Nous avons pratiqué neuf biopsies chez huit de nos malades (cas IX, XIII, XIV, XVI, XIX, XX, XXI, XXII). Dans huit de ces biopsies nous avons pu poser le diagnostic d'amyloïdose par la présence de substance amyloïde dans la muqueuse gastrique ou intestinale. La description et l'interprétation histopatologique et cytochimique des images obtenues feront l'objet d'autres communications.

## Résumé

Les auteurs rapportent les résultats de leurs observations concernant les troubles digestifs de la maladie, dans 29 cas de paramyloïdose du type portugais (C. Andrade).

Voici leurs conclusions les plus importantes :

a) Les symptômes digestifs de la période initiale du processus n'ont rien de caractéristique, et sont surtout du type dyspeptique.

b) Parmi ces symptômes, les troubles du transit intestinal sont toujours à l'avant-plan. Quoique leur évolution soit assez variable d'un cas à l'autre, il est fréquent de rencontrer aux périodes avancées de la maladie, des états de diarrhée presque permanente.

c) La symptomatologie clinique, ainsi que les résults des examens complémentaires (épreuves fonctionnelles hépatiques, épreuves de la sécrétion gastrique, épreuves de l'absorption intestinale, biopsies du foie, de l'estomac et du jéjunum, et études radiologiques du tube digestif), permettent d'affirmer qu'il y a dans la maladie un syndrome de mauvaise absorption.

d) Ce syndrome parait être déterminé d'abord par des altérations localisées à l'intestin grêle, en particulier par celles qui atteignent le système végétatif extrinsèque et endopariétal.

## Zusammenfassung

Die Autoren teilen die Ergebnisse von Beobachtungen über Verdauungsstörungen bei 29 Fällen von Paramyloïdose des Typs C. Andrade mit. Die wichtigsten Folgerungen sind :

a) Die Verdauungsstörungen im Beginn des Prozesses sind dyspeptischer Art und uncharakteristisch.

b) Unter diesen Symptomen sind Verdauungsstörungen immer im Vordergrund. Obwohl ihre Entwicklung von Fall zu Fall ziemlich verschieden ist, werden in fortgeschrittenen Stadien der Krankheit oft fast ununterbrochene Diarrhöen angetroffen.

c) Die klinische Symptomatologie ebenso wie die Ergebnisse der Hilfsuntersuchungen (Leberfunktionsproben, Untersuchung der Magensaftsekretion und der Darmresorption, Biopsie von Leber, Magen und Dünndarm, Röntgenuntersuchungen des Verdauungstraktes) ermöglichen die Feststellung, daß es sich bei der Krankheit um ein Syndrom von Resorptionsstörung handelt.

d) Dieses Syndrom erscheint bedingt durch lokalisierte Veränderungen im Dünndarm, insbesondere solche, die das extrinsische und endoparietale vegetative System betreffen.

## Bibliographie

ANDRADE, C. DE: Note préliminaire sur une forme particulière de neuropathie periphérique. Rev. neurol. **85**, 302 (1952).
— A peculiar form of peripheral neuropathy: familiar atypical generalized amyloidosis with special involvement of the peripheral nerves. Brain **75**, 408 (1952).

Furtado, D., A. Gonçalves et O. Carvalho: Contribution anatomo-clinique à l'étude d'une forme particulière de neuropathie periphérique (paramyloïdose à forme polyneuritique). Atti d. Primo Congres Int. Istopat. d. Sist. Nerv. III, 447 (1952).

Horta, J. da Silva: Pathologische Anatomie der portugiesischen Paramyloidosefälle mit besonderer Bevorzugung des peripheren Nervensystems. Acta neuroveg. (Wien) 12, 105 (1955).

—, et M. R. Dias Coelho: Localisations de substance paramyloïde dans le Système Nerveux Central. Arch. De Vecchi Anat. pat. 31, 163 (1960).

Pinto, C. Rocha, M. Ribeiro do Rosário et L. Antunes: Aspects radiologiques dans la paramyloïdose de Corino de Andrade. Ann. Radiol. 2, 11 (1959).

Porcher, P., P. Buppard et J. Sauvegrain: Radiologie Clinique de L'intestin Grêle. Paris: Masson 1954.

Silva, P., L. Antunes et M. Ribeiro do Rosário: Alterações electroencefalográficas na paramiloidose de Corino de Andrade. Med. Contemp. 77, 69 (1959).

Wohlwill, Fr.: Formas atipicas da amiloidose. Amat. lusit. 1, 373 (1942).

Dr. M. Ribeiro do Rosário,
Clinique de Propédeutique Médicale, Hôpital de Sta. Maria, Lisbonne, Portugal

Acta Neuropathologica, Suppl. II, 29—31 (1963)

Clinique de Propédeutique Médicale de la Faculté de Médecine, Lisbonne

# Altérations cardiovasculaires dans la paramyloïdose du type familial avec neuropathie périphérique spéciale
### (Décrite au Portugal par Corino de Andrade)

Par
Eduardo Coelho

## Résumé

Nous avons étudié le système cardiovasculaire dans les cas de paramyloïdose de ce type.

L'ECG de 34 malades et le vectocardiogramme de 9 malades ont été examinés. Aucun ne présentait des altérations à l'auscultation cardiaque et deux seulement montraient une accentuation du deuxième bruit aortique.

La pression artérielle a atteint des valeurs 200/100 mm Hg chez un malade, mais elle était normale ou basse chez tous les autres.

La radiographie du thorax a montré que les dimensions du cœur étaient légèrement accentuées, en général au dépends du ventricule gauche, ou bien une nette hypertrophie de celui-ci. L'aorte ascendante était élargie chez un malade et les branches de l'artère pulmonaire étaient accentuées chez deux autres.

Sur 34 électrocardiogrammes et 9 véctocardiogrammes enregistrés, 20 cas présentaient des altérations électrocardiographiques et des altérations vectocardiographiques, que montre le Tableau 1, dont les plus importantes sont: extrasystoles auriculaires et ventriculaires, dissociation auriculo-ventriculaire, bloc de branche droite ou gauche, hypertrophie ventriculaire gauche et hypertrophie du ventricule droit. Deux malades se plaignaient de douleurs précordiales; aucun n'a présenté des signes d'insuffisance cardiaque congestive. L'examen électrocardiographique en série a prouvé, dans quelques cas, que l'invasion du myocarde par la substance amyloïde est progressive.

Tableau 1. *Altérations électro- et vectocardiographiques de la paramyloïdose*

| Cas | Nom | Age | Sexe | Signes Cliniques | E C G | V C G | Biopsie |
|---|---|---|---|---|---|---|---|
| 1 | AGS | 35 | ♂ | Neuropathie périphérique spéciale | P-R augmenté (0.24) B.B.G. — H.V.G. | B.B.G. — H.V.G. | Positive |
| 2 | AMS | 34 | ♂ | Neuropathie périphérique spéciale | P-R augmenté (0.24) B.B.G. — H.V.G. | B.B.G. — H.V.G. | Positive |
| 3 | AC | 34 | ♂ | Neuropathie périphérique spéciale | Les accidents sont diminués dans les dérivations périphériques | | Positive |
| 4 | AJS | 34 | ♂ | Neuropathie périphérique spéciale | H.V.G. | | Positive |

Tableau 1 (Continuation)

| Cas | Nom | Age | Sexe | Signes Cliniques | E C G | V C G | Biopsie |
|---|---|---|---|---|---|---|---|
| 5 | BGT | 64 | ♀ | Neuropathie périphérique spéciale | Des troubles de conduction intraventriculaire | | |
| 6 | JDD | 33 | ♂ | Neuropathie périphérique spéciale | B.B.G. — H.V.G. | B.B.G. — H.V.G. | Positive |
| 7 | JM | 60 | ♂ | Neuropathie périphérique spéciale Mutilation des doigts des pieds et du métatarse | P-R augmenté (0,30) «patron de — B.B.D.» | H.V.D. et des troubles de cond. de la partie finale de la boucle de Q.R.S. | Positive Autopsie |
| 8 | JD | 38 | ♂ | Neuropathie périphérique spéciale | B.B.D. | | Positive |
| 9 | JDP | 41 | ♂ | Neuropathie périphérique spéciale | H.V.G. | H.V.G. | Positive |
| 10 | JGJ | 65 | ♂ | Neuropathie périphérique spéciale | P-R augmenté (0,26) Bloc sinusal | | Positive |
| 11 | MAJ | 43 | ♂ | Neuropathie périphérique spéciale | P-R augmenté (0,24) | | Positive |
| 12 | JS | 28 | ♂ | Neuropathie périphérique spéciale | Des altérations primaires de répolarisation | | Positive |
| 13 | LF | 46 | ♀ | Neuropathie périphérique spéciale | Extrasystoles ventriculaires P-R augmenté (0,24) | | Positive |
| 14 | MAS | 33 | ♂ | Neuropathie périphérique spéciale | Extrasystoles auriculaires. Dissociation a-v incomplète. H.V.G. | H.V.G. | Positive |
| 15 | MDP | 46 | ♂ | Neuropathie périphérique spéciale | Extrasystoles auriculaires. H.V.G. | | Positive |
| 16 | MRN | 29 | ♂ | Neuropathie périphérique spéciale | Dissociation a-v incomplète. H.V.G. | | Positive |
| 17 | MCC | 64 | ♀ | Neuropathie périphérique spéciale | Extrasystoles auriculaires P-R augmenté (0,24) B.B.D. | | |
| 18 | RRS | 57 | ♀ | Neuropathie périphérique spéciale Hypertension (T.A. = 200/100) | Extrasystoles auriculaires. Bradycardie sinusale. L'onde U très augmentée. H.V.G. | Diminution de la conduction terminale. H.V.G. | Positive |
| 19 | AJS | 54 | ♀ | Neuropathie périphérique spéciale | H.V.G. | H.V.G. | |
| 20 | MMT | 61 | ♂ | Neuropathie périphérique spéciale | H.V.G. Bradycardie sinusale | H.V.G. | Positive |

Dans 3 cas nous avons fait l'étude des pressions intracavitaires :

| Cas | Pressions dans le ventricule droit (mm Hg) | Pressions dans l'oreillette droite (mm Hg) |
|---|---|---|
| J.S. | 36/10 | 10/4 |
| M.M.F. | 36/12 | 9/8 |
| M.R.N. | 37/10 | 10/2 |

Il existe une élévation de la pression diastolique ventriculaire droite, phénomène identique à celui observé dans la péricardite constrictive.

Il n'y a pas de parallélisme entre l'intensité de la neuropathie périphérique et celle des altérations cardiaques.

Deux malades sont morts dans le service. Le premier (C.D.P.) présentait une hypertrophie du cœur, des dépôts importants d'amyloïde dans les valvules tricuspides et mitrales, dans l'endocarde (épaissi) et dans le myocarde, surtout dans la partie sous-endocardique ; des altérations importantes dans les fibres musculares ; les vaisseaux montraient de l'amyloïde en quantité modérée. Le deuxième cas (J.M) présentait des dépôts étendus d'amyloïde dans toutes les couches, l'endocarde et les fibres musculaires sous-endocardiques étaient particulièrement atteints. Ces dépôts avaient entrainé des altérations profondes des fibres musculares ; il existaitent de petits dépôts vasculaires surtout dans les grands vaisseaux et le calibre des lumières ne se réduisait jamais ; cependant, il y avait, dans le ventricule droit, des zones où l'atrophie des fibres musculaires était très marquée. Nulle part l'amyloïde n'a provoqué de réaction inflammatoire.

Prof. Dr. E. COELHO,
Clinique de Propédeutique Médicale, Hôpital de Santa Maria, Lisboa, Portugal

Acta Neuropathologica, Suppl. II, 32—38 (1963)

From the Department of Neurology and Department of Ophthalmology, University of
Michigan Medical Center, Ann Arbor, Michigan

# Hereditary Systemic Primary Amyloidosis[*]
## A selected review

By
### W. W. TOURTELLOTTE, R. N. DEJONG and H. F. FALLS

The purpose of this report is to review for the Neurochemistry Commission of
the World Federation of Neurology the results, previously published[1-7], of an
extensive investigation of a pedigree in the U.S.A. Certain individuals in this
pedigree were afflicted with hereditary systemic primary amyloidosis. This selected
review will bring out the clinical and pathological similarities and differences
between Portuguese Paramyloidosis[8-12] and hereditary systemic primary amyloidosis[1-7]. Furthermore, an atypical electrophoretic peak (alpha 2') has been found
in hereditary systemic primary amyloidosis[2]. This biochemical abnormality has
not been reported in patients with Portuguese Paramyloidosis. And finally, we
would like to raise the following speculation: Could it be that alpha 2' is a pre-
amyloid substance?

This report is concerned with 252 of the living descendants of a couple who
came to the U.S.A. with their family from Canton Berne, Switzerland in 1883[1-7].
The family came directly to a small community in northeastern Indiana without
intermediate settlement, thus maintaining relative genetic isolation.

The program of investigation of the pedigree encompassed four broad areas:
1. Careful histories and physical examinations; 2. Comprehensive laboratory
procedures consisting of routine blood and urine studies, analysis of the urine for
Bence-Jones Protein, blood serology, screening procedures for hepatic, renal, and
hemostatic function, cryoglobulin determination, electrocardiography, x-ray of the
chest and bones, skin biopsies, and bone marrow examination; 3. Thorough study
of the genetic aspects of the inheritance of this process utilizing familial, experimental, and legal data, and 4. Experimental biochemical studies consisting of free
electrophoresis of the serum and ultracentrifugal analysis of the serum lipoproteins, as well as, serum hexosamine concentration.

Based on various studies in the literature[4] the minimum criteria for classification of a disease as hereditary systemic primary amyloidosis is the following:
1. Involvement of various organs or systems such as, the skin, tongue, larynx,
endocrine system, cardiovascular and pulmonary systems, liver, spleen, gastrointestinal system, peripheral nervous system, and eyes; 2. Dominant inheritance;
3. Absence of evidence of chronic suppurative disease and multiple myeloma:
4. In some cases, difficulty in staining amyloid.

Of the off-spring examined[4] about 29% had symptoms and signs compatible
with the diagnosis of hereditary systemic primary amyloidosis. Furthermore, 50%
of the afflicted individuals had a peripheral neuropathy[7].

* This work was supported in part by grants from the Kenneth H. Campbell Foundation
for Neurological Research, Grand Rapids, Michigan, USA.

The clinical findings in this pedigree have been shown to consist of the following constellation: Peripheral neuropathy, cardiovascular insufficiency, hepatic enlargement and dysfunction, unusual ocular manifestations, gastrointestinal symptomatology, and splenomegaly.

Of the 66 members of the third, fourth, and fifth generations who were examined by a neurologist[7], 10 members in the third and fourth generations were found to have a neuropathy. There was no evidence of neuropathy in the fifth generation. It may be inferred that 15% of the members of this pedigree will develop a peripheral neuropathy.

Of the 10 patients (3 males and 6 females) with peripheral neuropathy, 3 had amyloid established by tissue examination, 4 had a equivocal staining reaction and 3 had a negative reaction for amyloid.

The onset of the neuropathy occured in the second decade in 1 case, the third decade in 5 cases, the forth decade in 3 cases, and the fifth decade in 1 case.

The clinical course in these 10 patients with neuropathy was characterized as follows: 1. The onset of paresthesias in the hands; 2. Protean signs suggesting visceral involvement; 3. Progressive peripheral neuropathy involving the upper extremities first and the lower extremities later in the course of the disease; and 4. Ocular signs and symptoms of a progressive nature.

It is of interest to note that the onset of paresthesia and weakness in the hands antedated any of the other clinical signs. This neuropathy of the upper extremities progressed slowly for many years before the lower extremities were involved and/or before visceral symptoms appeared. The involvement of the hands suggested cervical spondylosis, however, cervical spine x-rays were normal.

Four of the cases demonstrated atrophy of the thenar eminence. The atrophy occured in the distribution of the muscular branch of the palmar division of the median nerve. In 2 cases the transverse carpal ligament was hypertrophied; however, it could not be established whether the nerve was involved directly by infiltration of amyloid or by pressure from the transverse carpal ligament.

The protean symptoms and signs which suggested visceral involvement included dyspnea, orthopnea, angina, ankle edema, hoarseness, abdominal cramps, tarry stools, vaginal bleeding, liver insufficiency and splenomegaly. One of 4 male patients was impotent.

It can be anticipated that approximately 3% of the members of this pedigree will have retinal periarteritis with or without associated extensive, dense sheet-like amyloid vitreous opacities[1,4]. It may be that the particular types of sheet-like opacities seen in the vitreous humor are of diagnostic importance in hereditary systemic primary amyloidosis, and that they are comprised of amyloid[1,13,14]. It seems likely that this material occurs in the eye as a result of diffusion of a substance from the blood, and precipitation of polymerization of the substance of the normal vitreous meshwork.

Finally, the study of the members of this pedigree suggested that hereditary systemic primary amyloidosis can be a benign disease. One patient had had symptoms for 25 years.

What is the evidence to support the genetic factor in this pedigree? JACKSON et al.[6] in 1960 reviewed and presented the pedigree. The first generation of this pedigree came from Switzerland in 1883. Information on the ancestors of this couple was obtained from Swiss Community records as far back as 1733 and has failed to reveal any evidence of consanguinity within this particular family. 156 of the 262 decendants of the couple have been examined and a positive tissue diagnosis of amyloidosis has been established in four members of the pedigree, all in the third generation. Suggestive symptoms and signs of primary amyloidosis were present in many other individuals of this family. The fathers in the first and second generation possibly had amyloidosis (they were not examined) and their sons and one daughter in the fourth generation probably have amyloidosis. Based on this data, JACKSON et al., concluded that the disease was inherited from father to son, hence probably excluding sex linkage. Furthermore, it can be gleaned from the pedigree of this family that the mode of inheritance is autosomal dominant.

What are the similarities and the differences between Portuguese Paramyloidosis and hereditary systemic primary amyloidosis? In general terms, Portuguese Paramyloidosis and Indiana hereditary primary systemic amyloidosis have a number of similarities. They both are characterized by the same pathological change, namely, the deposition of amyloid in various organs. Furthermore, autopsy studies have indicated no significant differences in the two series [3,11]. Chronic suppurative diseases and multiple myeloma, which can also lead to amyloidosis, has not been detected in the afflicted patients. Finally, the hereditary mechanism for both is similar; i.e., an autosomal dominant.

Furthermore, there are certain clinical manifestations of the two series which are similar. The inevitable fatalness of the afflicted individuals is apparent in both series. The high incidence of neurological symptoms and signs should be mentioned. Furthermore, the onset of the symptoms is usually in the second or third decade.

There are four differences between the two series. The course in the Portugal series is more malignant. Gastrointestinal symptoms and signs are more prevalent in Portugal. The neuropathy starts more frequently in the lower extremities than in the upper extremities in Portugal; whereas, the reverse is true for the Indiana series. Certain other manifestations such as, vitreous deposition and carpal tunnel syndrome have been noted in the Indiana series, but not in the Portugal series.

The variability of life expectancy and manifestations in the Portuguese and Indiana series could be explained as follows: It is possible that the severe gastrointestinal signs, mainly diarrhea, are secondary to a deposition of amyloid not only in the stomach and intestinal lining, but also in an around the nerves. The intractable diarrhea could lead to an avitaminosis. This condition may provoke a nutritional neuropathy and/or a shorter life expectancy. For completeness sake it may be that water and dietary factors in Portugal contribute to the gastrointestinal difficulty. It is not beyond the realm of possibility that patients afflicted in future generations with Portuguese Paramyloidosis will have a more benign course, because natural selection may eliminate those patients with the most severe involvement from passing on the most abnormal gene and/or genes. If this is the case the differences of the disease in Indiana and Portugal may be even less obvious. It may be that vitreous opacities, carpal tunnel syndrome and brachial plexus infiltration are less threatening to life and/or the longer the course the more time there is to lay down the deposits in these areas.

Since amyloidosis is a disease of variable manifestations, the diagnosis cannot be established clinically. The only dependable definitive diagnostic procedure in individuals suspected of having the disease is microscopic examination of tissues obtained by biopsy or autopsy. Even tissue examination may require special staining techniques at times. Hence, an extensive effort has been made to find some biochemical abnormality which would be of definite help in establishing the diagnosis of primary amyloidosis[2,5] in the Indiana series.

Electrophoretic studies of serum proteins by free, moving boundry electrophoresis revealed an unusual peak between alpha 2 and beta globulins fractions on two cousins[2]. This fraction has been designated alpha 2'. Subsequent investigations revealed a similar abnormality in 29 of 66 individuals of the family. There was a correlation of this atypical serum protein pattern with clinical evidence of the disease within this family. In this study there were 16 electrophoretically and clinically positive individuals. All individuals who had a syndrome suggestive of primary amyloidosis had an atypical pattern.

There were 13 cases in which clinical signs and symptoms were lacking, yet free electrophoresis revealed either a clearly delineated alpha 2' peak or poor resolution between alpha 2 and beta globulins. When age in these individuals was correlated with the serum abnormalities an important finding emerged: 12 of the 13 cases were under 21 years of age.

Several genetic and clinical possibilities suggest themselves as to this relationship. On the one hand, it might emphasize importance of a time factor; that is, as these patients approach the second and especially third and fourth decades of life, the development of clinical amyloidosis represents a distinct possibility. Two cases, both in their early twenties, did progress into the early phases of the "clinical crossover"[2]. On the other hand, due to the myriad of inconstant relative capacities of inheritance in man, this serum abnormality may represent the only life long evidence of this process (carrier state). The carrier state might also indicate the individual with the appropriate gene type who does not develop the characteristic clinical findings until late adolescence, middle, or even old age. Or the carrier might be that person who has inherited a gene which produces in different persons different expressions of the disease which as yet, due to the limitations of physical findings and laboratory procedures, remains undetected. This observation assumes validity especially in primary systemic amyloidosis since an individual may show no pathological evidence of tissue involvement due to the difficulty of amyloid staining, and yet at necropsy demonstrate ample evidence of the process. Further, the alleged carrier may be that individual who has inherited a gene which because of its extreme rarity presents and is known only in the heterozygous state.

The question concerning the position of the atypical electrophoretic peak has not been completely resolved. On the basis of mobility determinations relative to albumin, the atypical peak seems to lie between the alpha 2' and beta globulin fractions.

Four possibilities concerning the nature of the atypical protein peak have been considered. The component might conceivably be (1) mucoprotein or a (2) lipoprotein. It might arise from (3) a split in the alpha 2 globulin fraction or it might represent a (4) protein of unknown, heterogeneous composition, such as, a preamyloid substance. These possibilities are, of course, not mutually exclusive. For example, the atypical component might be heterogenous and might at the same time arise from a split in the alpha 2 component. Part of the heterogeneous fractions could conceivably be muco-protein or lipoprotein, or both.

Attempts to demonstrate the existence of a mucoprotein abnormality in two patients who showed the atypical peak were unsuccessful[2]. These data certainly do not represent unequivocal evidence ruling out mucoprotein as a factor contributing to the atypical peak. If, as has been reported, mucoprotein is associated with the alpha 1 globulin fraction, it seems unlikely that mucoprotein could contribute to the atypical peak.

Lipoprotein fractions on these sera have been carried out with the use of the ultracentrifugation technique[2]; 11 of 12 subjects were discovered to have distinct quantitative abnormalities in the lipoprotein fractions, particularly in the -$s$ 25—40 and -$s$ 20—25 fractions, corresponding to alpha 2 and beta globulins, respectively. The increases found in these lipoprotein fractions would indicate that at least a part of the atypical protein component represents lipoprotein. Whether lipoprotein accounts for the entire alpha 2′ fraction or whether it represents one component of a heterogeneous mixture is unanswered.

The question whether the atypical component represents a spit in the alpha 2 globulin fraction cannot be resolved on the basis of the data available. The alpha 2 globulin fraction represents an extremely heterogeneous mixture of components. An apparent split in this fraction could simply mean that an abnormal component or components normally present in much smaller amounts are contributing quantitatively to the alpha 2 globulin fraction, hence producing alpha 2′.

It is possible that alpha 2′ globulin fraction represents a protein of unknown and heterogeneous composition. It is interesting to speculate that it might be a pre-amyloid substance. Because of widespread distribution of amyloid in patients and because it is an extra-cellular substance, it is reasonable to believe that a pre-amyloid substance could be a soluble substance carried by the blood. This possibility has been previously suggested to explain vitreous opacities[13,14]. Could the dysmetabolism in this hereditary disease be a synthesis, possibly in the liver, of an unusual protein, which has certain antigenic properties? It is possible that this antigenic pre-amyloid substance produces an auto-immunization state in various tissues. In the presence of certain unknown conditions the pre-amyloid substance is deposited in the extra-cellular spaces. Since studies reported by Block et al[2], have indicated that alpha 2′ has a lipoprotein composition, it might be appropriate to mention some recent work by Rapoport[16]. He has indicated that some antigens are lipid haptens, for example, the role played by cardiolipin in the Wassermann reaction for syphilis. It is possible that alpha 2′ acts in some similar fashion. This theory could be checked experimentally in a number of ways.

It may be worth while for Portuguese investigators to look for alpha 2′ fraction in the blood of their patients by free electrophoresis. Detection of such an abnormal serum fraction in patients with Portuguese Paramyloidosis might be further evidence that these two hereditary amyloid syndromes are the same disease.

In order to put the alpha 2′ globulin change in proper perspective, the following remarks have been recently made[6]. Electropherotic studies have continued since the first report in 1956 in an effort to establish the importance of the serum change. Two individuals who did not show amyloidosis at autopsy had alpha 2′

globulin in serum. Furthermore, the absence of alpha 2' globulin in a proven case of primary amyloidosis has been noted in one of the families reported by KAUFMAN and THOMAS[14]. Electrophoretic studies have been performed by other techniques, namely Smithies starch gel and immunoelectrophoresis and have failed to reveal any consistent abnormality in the affected individuals. Finally, JACKSON et al.[6], have been unable to show any consistent abnormalities by paper electrophoresis studies with lipoprotein or glycoprotein stains. These data suggest that alpha 2' globulin may be a non-specific change unrelated to the etiology of hereditary primary systemic amyloidosis. Finally, it should be pointed out that these free electrophoretic findings were made on one family and hence it is conceivable that they have no definite relationship to the amyloid disease, but only denote a separate familial genetic condition.

A study of the serum hexosamine level of some individuals of the Indiana pedigree has failed to reveal any alteration from normal[5]. On the other hand, CALKINS and COHEN[15] reported an elevation of serum hexosamine in 8 of 9 patients with primary amyloidosis with the normal value being present in a patient with the "familial variety of the disease". This report and the normal findings in affected individuals of Indiana pedigree would suggest that this determination might be of value in differentiating hereditary from non-hereditary primary amyloidosis.

## Summary

The clinical, genetic and biochemical aspects of a pedigree in Indiana, U.S.A., which is afflicted with hereditary primary systemic amyloidosis have been reviewed. It is suggested that paramyloidosis (Portuguese) and hereditary primary systemic amyloidosis are most likely the same disease; however, it should be realized that until more is known of the specific biochemical defect that this is just a speculation.

## Zusammenfassung

Die klinischen, genetischen und biochemischen Befunde einer Familie in Indiana, USA, mit primärer erblicher generalisierter Amyloidose werden dargelegt. Es wird vermutet, daß es sich bei der Paramyloidose (portugiesischer Typ) und der primären erblichen generalisierten Amyloidose um dieselbe Krankheit handelt. Man muß jedoch bedenken, daß dies bis zur genaueren Kenntnis der spezifischen biochemischen Störung eine reine Annahme bleibt.

## Bibliography

1 FALLS, HAROLD F., CHARLES E. JACKSON, JOSHUA H. CAREY, JOHN G. RUKAVINA and WALTER D. BLOCK: Ocular manifestations of hereditary primary systemic amyloidosis Arch. Ophthal. **54**, 660—664 (1955).

2 BLOCK, WALTER D., JOHN G. RUKAVINA and ARTHUR C. CURTIS: Serum electrophoretic studies on patients with familial primary systemic amyloidosis. J. Lab. clin. Med. **47**, 357—364 (1956).

3 RUKAVINA, JOHN G., WALTER D. BLOCK and A. C. CURTIS: Familial primary systemic amyloidosis: An experimental, genetic and clinical study. J. invest. Derm. **27**, 111—131 (1956).

4 — — CHARLES E. JACKSON, HAROLD F. FALLS, JOSHUA H. CAREY and ARTHUR C. CURTIS: Primary systemic amyloidosis: A review and an experimental, genetic, and clinical study of 29 cases with particular emphasis on the familial form. Medicine (Baltimore) **35**, 239—334 (1956).

[5] Jackson, Charles E., Walter D. Block and W. C. Ratliff: Serum hexosamine content and urinary acid mucopolysaccharide excretion in hereditary primary amyloidosis. J. Lab. clin. Med. **56**, 349—354 (1960).

[6] — Harold F. Falls, Walter D. Block, John K. Rukavina and Joshua H. Carey: Inheritance of primary systemic amyloidosis. Amer. J. hum. Genet. **12**, 434—439 (1960).

[7] Carey, Joshua H., Charles E. Jackson, Harold F. Falls, John G. Rukavina and Walter D. Block: Peripheral neuropathy associated with hereditary primary systemic amyloidosis. To be published.

[8] Andrade, M. Corino (présenté par M. L. van Bogaert): Note préliminaire sur une forme particulière de neuropathie périphérique. Rev. neurol. **85**, 302—306 (1951).

[9] — A peculiar form of peripheral neuropathy. Acta psychiat. scand. **26**, 251—252 (1951).

[10] — A peculiar form of peripheral neuropathy. Brain **75**, 408—427 (1952).

[11] Horta, Jorge Da Silva: Pathologische Anatomie der portugiesischen Paramyloidosefälle mit besonderer Bevorzugung des peripheren Nervensystems. Acta neuroveg. (Wien) **12**, 105 (1955).

[12] —, and Coelho, M. R. Dias: Localisations de substance paramyloïde dans le système nerveux central. Arch. De Vecchi. Anat. pat. **31**, 63—178 (1960).

[13] Kaufman, H. E.: Primary familial amyloidosis. Arch. Ophthal. **60**, 1036 (1958).

[14] —, and L. B. Thomas: Vitreous opacities diagnostic of familial primary amyloidosis. New Engl. J. Med. **261**, 1267—1271 (1959).

[15] Calkins, E., and A. S. Cohen: Similarity of protein changes in primary and secondary amyloidosis. J. clin. Invest. **38**, 993 (1959).

[16] Rapoport, M. M.: Structure and specificity of the lipid haptens of animal cells. J. Lipid Res. **2**, 25—36 (1961).

W. W. Tourtellotte, M. D., Ph. D., Associate Professor,
Department of Neurology, University of Michigan, Ann Arbor, Mich. (USA)

Acta Neuropathologica, Suppl. II, 39—48 (1963)

Clinique Médicale, Faculté de Médecine, Nancy (Directeur: Prof. P. Michon)

# Les réticulopathies dysglobulinémiques
# Notion de syndrome dysglobulinémique

Par
**F. Streiff**

Si l'on consulte les travaux les plus récents sur l'amyloïdose, il apparaît qu'un rapprochement se dessine de plus en plus entre cette affection et le groupe des dysprotéinoses: l'une et l'autre entité comportent d'ailleurs une définition commune, se caractérisant par l'apparition d'une substance protidique (pour la plus grande part) anormale, quantitativement et même souvent qualitativement dans l'organisme.

Mais la connaissance de ces dysprotéinémies est plus ou moins avancée selon les cas: or il nous semble que le domaine des réticulopathies dysglobulinémiques a bénéficié ces dernières années de recherches nombreuses et de techniques nouvelles qui ont permis d'en éclairer la pathogénie ainsi que la physiopathologie des symtômes. Par comparaison, le domaine de l'amyloïdose fait aujourd'hui encore figure de parent pauvre. Aussi nous pensons qu'il peut être profitable de faire une synthèse globale des connaissances concernant ce groupe des «réticulopathies dysglobulinémiques»; ces affections, peu courantes à la vérité, constituent un matériel d'étude privilégié, étant donné l'intensité qu'y revêt la dysprotéinémie. Une étude précise de ces états types doit permettre de tirer des conclusions pouvant s'appliquer à des dysprotéinoses plus mineures mais non moins certaines, dont l'amyloïdose: tel est le but que nous nous sommes assignés.

Nous nous proposons de diviser cet exposé en trois parties, envisageant en premier lieu une étude des substances qui caractérisent ces dysprotéinémies, puis en deuxième lieu, ce que l'on sait de leur origine, enfin, nous envisagerons les syndromes communs à ces affections.

## I. Les substances paraprotéinémiques

Une certaine confusion règne déjà dans la terminologie employée pour désigner ces substances: le terme de paraprotéinémie tel que l'a défini Apitz désigne une «substance anormale, étrangère à l'organisme sain». Or, à mesure que les investigations se perfectionnent, on en vient à douter du caractère anormal de ces protéines: c'est le cas des macroglobulines qui ne différeraient pas qualitativement de la $\beta_2$ M-physiologique (Hartmann); ce sera peut-être même le cas des $\gamma$-globulines soit disant anormales des myélomes qui ne sont peut-être que l'exagération d'une fraction normale des globulines du système gamma que l'on commence à pouvoir fractionner. Le terme de dysglobulinémie semble donc préférable et c'est celui que nous emploierons.

Les techniques permettant l'identification de ces dysglobulinémies sont de divers ordres, rappelons seulement les principales:

1. Réactions dites de dépistage: VS, tests de floculation, réaction de Sia, traduisant la labilité colloïdale.

2. Procédés de mise en évidence: c'est l'électrophorèse en canaux (Kern) ou mieux à notre avis sur papier (Machebeuf) permettant de déceler au simple coup d'oeil la tache ramassée, dense, d'une fraction globulinique, caractéristique d'une dysprotéinémie.

3. Procédés d'identification: deux sont essentiels: c'est l'ultracentrifugation (Pedersen; Waldenström) qui permet de déduire le poids moléculaire d'une constante de sédimentation; c'est enfin l'immunoélectrophorèse, soit selon la microméthode de Scheidegger, soit selon la technique de Grabar et Williams.

Soulignons combien le cas des réticulopathies dysglobulinémiques est privilégié, puisque l'organisme est inondé de ces substances et que pour les déceler, un simple échantillon de sérum fournit un matériel d'études; le problème serait beaucoup plus délicat si ces substances n'étaient que intra-tissulaires et non circulantes.

Au cours des dysglobulinémies, deux groupes d'anomalies peuvent être schématiquement envisagés.

1. Les anomalies de type myélomateux portent sur les globulines $\gamma$ et la $\beta_2$ A. Divers types en ont été définis: en général, les globulines $\gamma$, soit dans leur portion lente, soit dans leur portion rapide, prennent un aspect arqué, curviligne et dense; parfois même un arc supplémentaire se dessine, qui se raccorde à la ligne des gamma en un point variable. La $\beta_2$ A est en général ou totalement absente ou plus rarement augmentée. Le poids moléculaire de ces globulines myélomateuses est semblable à celui des $\gamma$ globulines normales.

2. Bien différentes de ces faits sont les anomalies caractéristiques des macroglobulinémies: une tache dense se dessine très souvent au niveau même du réservoir de départ, mais surtout apparaît un arc dense à double courbure de mobilité beta. C'est la $\beta_2$ M pour laquelle le débat n'est toujours pas clos en ce qui concerne sa spécificité dans le cadre de la maladie décrite par M. Waldenström.

Le poids moléculaire de ces «macroglobulines» est considérable, mais non uniforme: entre 15 u. S., chiffre minimum admis pour parler de macroglobuline et 32 u. S., chiffre record rapporté par Regniers, s'étagent un grand nombre de constituants. De plus ces macroglobulines sont suceptibles de se dissocier en constituants proches des globulines $\gamma$ sous diverses actions physiques et même pharmacologiques (penicillamine, mercapto-ethanol). Enfin plusieurs constituants macroglobulinémiques peuvent exister simultanement chez une même malade, d'on la notion de «pluralité» des macroglobulines.

3. Parfois les anomalies, soit de type myélomateux, soit de type macroglobulinémique, peuvent s'accompagner d'une anomalie particulière caractéristique des cryoglobulinémies, sans que jusqu'à présent une spécificité particulière ait pu être donnée à ce phénomène qui semble purement physico-chimique.

4. Les choses se compliquent encore du fait de l'existence d'anomalies transitionnelles: une macroglobuline authentique peut s'accompagner d'anomalies des globulines gamma, ce qui, pour certains (Burtin) serait responsable de la spécificité individuelle de certaines macroglobulines.

5. Certaines macroglobulinémies enfin sont dites «atypiques» parce que de poids moléculaire trop faible, mais cependant supérieur à celui des globulines

gamma (entre 10 et 15 u. S.). JAHNKE et SCHOLTAN dénomment ces corps «Atypisches Makroglobulin».

L'analyse chimique précise de ces divers constituants a jusqu'à présent été décevante. Un point mérite cependant d'être retenu: toutes ces substances sont intensément PAS-positives; BISERTE pense que des glucides joignent entre eux des constituants protidiques plus élémentaires.

Telles sont brièvement résumées nos acquisitions sur l'identité des constituants des ces réticulopathies dysglobulinémiques. Une telle étude n'est toujours pas définitivement résolue dans le domaine de l'amyloïdose, et ceci est un premier point à élucider.

## II. Origine des globulines atypiques

Ce point est essentiel et semble élucidé à l'heure actuelle, après avoir été longtemps présumé.

Il est évident que si une globuline existe, il faut qu'elle soit élaborée et le rôle du système réticulo-endothélial fut évoqué. Or les réticulopathies dysglobulinémiques offrent au chercheur cet avantage inestimable de se manifester par une prolifération de cellules issues du système réticulohistiocytaire; cette prolifération est accessible au simple myélogramme ou mieux à la trépano-ponction osseuse. Elle est intense, systématisée quoique à point de départ myélogène, irréversible et sa nature néoplasique n'est aujourd'hui plus discutée malgré l'absence de critères cytologiques de malignité parfois.

Cette prolifération maligne peut affecter diverses étapes de différentiation de la cellule réticulaire: deux types sont habituellement rencontrés:

a) La prolifération plasmocytaire caractéristique des myélomes;

b) La prolifération lymphoréticulaire caractéristique des macroglobulinémies. Mais d'autres types plus exceptionnels peuvent exister: prolifération réticulaire dans un cas de REGNIERS, mastocytaire dans un cas de TISCHENDORF.

Toutes ces proliférations, quelle que soit leur apparence morphologique sont de filiation réticulo-endothéliale et sont douées d'une activité sécrétoire ainsi qu'en témoigne leur structure histologique avec un système ergastoplasmique, lamellaire, bien visible au microscope électronique (BRAUNSTEINER; BESSIS; FRÜHLING).

Il est aujourd'hui prouvé que ce sont ces proliférations cellulaires qui élaborent les globulines atypiques. Diverses méthodes ont abouti à ces conclusions:

— cultures de tissu médullaire avec immunoélectrophorèse du milieu de culture;

— immunoélectrophorèse de broyats cellulaires soigneusement lavés et d'antisérums spécifiques (SERRE, MONNIER et Coll.);

— méthode des anticorps fluorescents (DUTCHER et FAHEY);

— incorporation de glucose marqué par le $^{14}$C et auto-historadiographie (SONNET, GILLANT et SOKEL).

Le fait semble aujourd'hui acquis.

Un dernier point mérite enfin d'être retenu: il semblait logique de donner à chaque type cellulaire un type de sécrétion déterminé: $\gamma$-globulines anormales pour les plasmocytes, marcoglobulines pour les cellules lymphoréticulaires. Or il n'en est rien du moins de façon absolue: des faits de transition sont connus où une prolifération lymphoréticulaire pure s'accompagne d'anomalies myélomateuses franches et réciproquement.

Ce qui est prouvé au cours de ces «réticulomatoses» le semble aussi au cours des «réticuloses» avec dysprotéinémie et dont nous ne faisons encore qu'accéder à leur connaissance. C'est le cas des syndromes inflammatoires selon le terme de MAL-LARME qui accompagnent de nombreuses affections de la pathologie infectieuse, parasitaire, hépatique, rénale: ce syndrome inflammatoire se caractérise par une «stroma reaction» modérée et l'élaboration d'une $\beta_2$ M en quantité habituelle-ment modérée. De même, certaines affections non-tumorales (cirrhoses en parti-culier, MICHON), peuvent s'accompagner d'anomalies du système gamma.

Dans ces réticuloses, l'anomalie humorale est relativement facile à déceler, mais le type cellulaire responsable de son élaboration peut être difficilement accessible, étant donné le peu de moyens dont nous disposons pour explorer le système réti-culo-endothélial. Ce domaine commence seulement à être entrevu.

Toujours est-il qu'il est aujourd'hui acquis que des cellules issues du système réticulo-endothélial, soumises ou non à un processus néoplasique, sont susceptibles d'élaborer des globulines atypiques. C'est là un exemple stéréotypé d'une «maladie moléculaire». Quel est, par analogie, l'origine, le siège de l'élaboration de la sub-stance amyloïde? Voilà une deuxième question qui n'a pas encore trouvé sa solu-tion. Signalons toutefois que FRÜHLING a pu mettre en evidence au microscope électronique un système ergastoplasmique et un appareil de Golgi dans les plasmo-cytes ou cours de l'amylose expérimentale de la souris.

### III. Notion de « syndrome dysglobulinémique »

On pouvait penser que le diagnostic des dysprotéinémies représentait le triomphe du laboratoire et la faillite de la séméiologie clinique: or il n'en est rien, et nous savons aujourd'hui déceler des tableaux symptomatiques évocateurs d'une dysprotéinémie. Ces manifestations sont communes aux diverses réticulopathies dysglobulinémiques envisagées et relèvent souvent d'une physiopathologie parti-culière.

Nous ne parlerons pas ici du syndrome adeno-spléno-hépato-mégalique qui est en rapport avec la seule prolifération cellulaire et la nature maligne de l'affection.

Nous nous attacherons plutôt à étudier les symptomes ou groupes de symptomes qui paraissent en rapport avec la seule dysprotéinémie, ce qui nous donnera des aperçus valables dans une certaine mesure pour les dysprotéinémies autres que celles de ces réticulopathies jusqu'ici envisagées.

#### 1. Atteinte rénale: Les néphropathies dysglobulinémiques

Le rein myélomateux ou «myelomnière» est connu depuis longtemps mais il est mal connu: l'on a trop insisté sur les accidents tardifs, anuriques par exemple, et l'on a trop souvent examiné les lésions tubulaires, négligeant les glomérulaires; c'est la même erreur qui s'était produite au cours de la néphrose. ZOLLINGER a eu le mérite d'attirer l'attention sur cette atteinte glomérulaire ou «glomérulo-néphrose» avec épaississement de la membrane basale du glomérule et du mesan-gium avec hyalinose, et dépôts PAS positifs au niveau du floculus.

Nous avons fait les mêmes constatations au cours des autres dysprotéinémies et nous pouvons penser que l'atteinte première, au cours des néphropathies dysglobulinémiques est glomérulaire. Secondairement des lésions tubulaires peuvent se manifester; enfin une infiltration cellulaire locale en rapport avec le processus de prolifération peut exister.

Notons enfin qu'une *amyloïdose* rénale a pu être enregistrée dans un certain nombre de cas de dysprotéinémies (KAHLER; WALDENSTRÖM).

Il est intéressant de faire un rapprochement entre ces lésions et celles des syndromes néphrotiques, du syndrome de Kimmelstiel Wilson, des collagènoses, de l'amyloïdose au moins initiale et même du rein au cours des cirrhoses. Dans leur essence, toutes ces lésions sont voisines et seule une étude au microscope électronique, actuellement en cours, viendra caractériser chaque variété.

Quant à la traduction clinique de ces néphropathies, elle est conditionnée par l'intensité des lésions: selon le degré d'atteinte glomérulaire, la perméabilité sera perturbée et laissera filtrer des composés de poids moléculaire et de structure moléculaire de plus en plus importante: albumosurie (PM 40 000), albuminurie (80 000), globulinuries, macroglobulinurie même. Des stigmates tubulaires s'en suivront alors.

## 2. *Manifestations neurologiques: les neuropathies dysglobulinémiques*

C'est dans ce domaine peut-être que les analogies entre les neuropathies des diverses dysglobulinémies, de l'amyloïdose, voir même des lipoïdoses sont les plus probantes, ce qu'avait déjà souligné M. L. VAN BOGAERT dès 1949 (traité de Médecine, T. XVI).

Il est divers mécanismes pouvant engendrer des troubles nerveux au cours des réticulopathies dysglobulinémiques. Nous éliminerons a priori:

— toute manifestation «de rencontre», en rapport avec l'âge avancé où surviennent ces affections;

— toute manifestation due à une cause extrinsèque: lésions de compression où d'irritation en rapport avec une tuméfaction osseuse propre à la maladie.

— toute manifestation hémorragique, encore que la dysglobulinémie étant en soi hémorragipare, favorise de tels incidents.

Ces mécanisme étant exclus, il reste encore une moisson de faits neurologiques dont nous avons fait une étude analytique en diverses publications.

Le tableau le plus évocateur est celui de «multinévrites» se traduisant par des troubles sensitivo-moteurs et trophiques, parfois mal systématisés et une atteinte éventuelle des nerfs craniens, VIIe et VIIIe paires en particulier. BING, FOG et NEEL, HARBOE dès 1936 soulignaient l'originalité de tels tableaux. GARCIN, MALLARME, et RONDOT en 1958, nous-mêmes avec notre maître P. MICHON, avons attiré l'attention sur ces neuropathies dysglobulinémiques.

Outre ce tableau séméiologique, des localisations pyramidales, extrapyramidales, des troubles psychiques, un coma «paraprotéinémique» (de WUHRMANN) peuvent s'intégrer dans le même cadre. Enfin, dans le LCR les globulines atypiques ont pu être décelées.

— Les constatations anatomiques, outre les lésions hémorragiques ou thrombotiques, révèlent deux ordres de faits:

1. des lésions *infiltratives* :

BICHEL et BING et coll. décèlent une prolifération intense réalisant une radiculo-méningo-myélo-encéphalopathie. Ces infiltrats sont de topographie périvasculaire et de type lympho-plasmocytaire ou réticulaire selon les cas.

2. des lésions *exsudatives* :

Les parois des vaisseaux sont infiltrées de substance PAS positive et il existe des exsudations de plasma dans les plages environnantes. WANNER et SIEBEN-MANN, ZOLLINGER constatent de telles précipitations de protéines au niveau du cerveau.

— La physiopathologie des manifestations neurologiques n'est pas encore définitivement élucidée dans de tels cas, et peut-être pas univoque.

— Un mécanisme de *névrite ischémique* est certain au cours des cryoglobulin-émies : il a pu être visualisé par le test de Harders sous-conjonctival. Il est concev-able pour les macroglobulines qui entraînent une hyperviscosité considérable du milieu circulant.

— Un processus analogue à ceux que l'on préconise pour expliquer les *neuro-pathies paranéoplasiques* ou des hémopathies est possible. L'intervention de «virus sommeillants» ou même la responsabilité virale des manifestations neurologiques et de la maladie elle-même, n'a encore rien de prouvé.

— La notion de *toxicité propre des substances paraprotéiniques* pour les cellules neuronales est difficile à prouver. Mais les constatations anatomiques n'interdisent pas cette hypothèse qui rejoint celle que l'on invoquait déjà pour les dyslipoïdoses. C'est à notre avis la plus vraisemblable, d'autant que ce phénomène de «nocivité» des paraprotéines est valable pour tous les tissus.

## IV. Nous ne ferons que mentionner plus rapidement d'autres groupements symptomatiques caractéristiques des dysglobulinémies

1. En 1954, BERNEAUD-KOTZ et JAHNKE décrivent le «*fundus dysprotein-emicus*» ce tableau ophthalmoscopique associe :
— des hémorragies rétiniennes
— une turgescence et une tortuosité veineuse
— des troubles de l'hémodynamique avec apparition de courants granuleux précoces.

Le mécanisme de ces altérations fait intervenir divers facteurs parmi lesquels l'hyperviscosité du sérum et un trouble de la perméabilité capillaire en rapport ici encore avec la nocivité de la globuline, semblement primordiaux.

2. Dès 1952, J. BERNARD attirait l'attention sur le *caractère hémorragipare des dysglobulinémies*. Cette diathèse a fait l'objet de nombreuses recherches et ne semble pas se ramener à un commun dénominateur. Cependant, la globuline atypique isolée parait se conduire comme un inhibiteur de tel ou tel stade de la coagulation selon les cas, et toujours comme un agent de fragilisation capillaire; nous retrou-vons la notion de nocivité capillaire de la globuline, authentifiée parfois par un test d'Israel positif.

3. La fragilité des sujets porteurs de dysglobulinémies vis à vis des infections est un fait indéniable. Ceci s'explique et a pu être prouvé expérimentalement: en effet, de tels sujets, bien que pourvus de globulines anormales en abondance, se

comportent comme des hypogammaglobulinémiques. Des vaccinations ou immunisations n'ont pas entraîné de modifications de leurs taux d'anticorps (ZINNEMAN).

4. En vertu d'une loi, soulignée par WUHRMANN, toute élévation des globulines entraîne habituellement une baisse de l'albumine. Ce phénomène est l'explication principale du mécanisme des oedèmes souvent rencontrés, par troubles de la pression oncotique.

5. Enfin nous pourrions passer en revue les divers appareils : pulmonaire, digestif, cardiovasculaire, endocrinien, téguments mêmes, il n'est aucun d'entre eux qui selon l'intensité de la maladie ne présente des atteintes ou infiltratives ou exsudatives et dégénératives.

Cette revue rapide de «faits cliniques» nous prouve qu'il existe bien un profil séméiologique particulier aux dysglobulinémies et que certains syndromes ou groupements symptomatiques peuvent faire évoquer le diagnostic.

Certains d'entre eux sont valables pour toutes les dysglobulinémies tels les néphropathies, les neuropathies ; d'autres sont en rapport avec les caractères plus particuliers d'une globuline, par exemple les anomalies ophthalmologiques en rapport avec la grande viscosité inhérente aux macroglobulines.

Mais dans le mécanisme de tous ces symptômes, nous retrouvons toujours le trouble de la perméabilité capillaire par infiltration et dégénérescence de la paroi de ces vaisseaux. Ceci est une notion très générale, valable pour toutes les paraprotéinoses, quelles que soient leur structure et leurs localisations électives.

Au terme de cette étude, nous pouvons tenter de schématiser le concept de «réticulopathie dysglobulinémique». Ces affections comportent dans leur essence:

1. Une substance globulinique élaborée anormalement en quantité et même en qualité.

2. Les gîtes d'élaboration de ces globulines atypiques sont connus : ce sont les cellules lympho-réticulo-plasmocytaires du S.R.E., qui sont à la base d'ailleurs de l'élaboration des gamma-globulines normales. Mais ici une viciation du bon fonctionnement cellulaire métabolique entraîne une sécrétion anarchique. Ce dérèglement ici va de pair avec la transformation «néoplasique» de la cellule, mais on peut concevoir aussi un tel dérèglement en dehors de la néoplasie (hérédité, infection, inflammation) ; on peut concevoir également un tel dérèglement localisé ou systematisé.

3. Les syndromes dysglobulinémiques apparaissent comme des phénomènes secondaires en rapport avec une surcharge et une dégénérescence des principaux systèmes viscéraux.

Nous pouvons tenter de transposer ce schéma, valable pour les réticulopathies dysglobulinémiques, et également pour les dyslipoïdoses, au domaine de l'amyloïdose: c'est une hypothèse de travail seulement, mais elle paraît a priori raisonnable. Si nous le faisons, il apparaît nettement que nous ne connaissons de l'amyloïdose que les conséquences dégénératives et de surcharge, mais que nous ignorons les tenants et les aboutissants de la substance elle-même.

On peut espérer que des recherches orientées dans cette direction permettront d'éclairer le problème et d'intégrer l'amyloïdose dans le cadre des paraprotéinoses, qui, à côté des lipidoses et des glycogénoses, représentent des maladies du métabolisme cellulaire.

## Résumé

L'amyloïdose étant actuellement intégrée dans le grand cadre des paraprotéinoses, il paraît profitable d'analyser de près les dysglobulinémies qui nous sont aujourd'hui les plus familières. Cette étude doit permettre d'établir un schéma susceptible d'être transposé dans le domaine moins connu pour l'instant de l'amyloïdose. Ces dysglobulinémies comportent:

1 — Avant tout, une globuline caractéristique, qu'il s'agisse de gamma globulines anormales ou de macroglobulines antigèniquement anormales. Ces substances sont ici circulantes.

2 — Un gîte d'élaboration de ces substances, en l'occurence le système réticulo-endothélial dans sa différenciation soit plasmocytaire, soit lymphoréticulaire. La microscopie électronique a révélé la structure sécrétoire de telles cellules.

3 — Des conséquences de la dysglobulinémie elle-même, qui constituent ce que nous appelons les syndromes dysglobulinémiques: manifestations rénales, nerveuses, hémorragiques, et viscérales autres éventuellement.

Ce schéma, type d'une réticulopathie dysglobulinémique, du genre maladie de Kahler ou de Waldenström, est le fruit d'expérimentations et de confrontations cliniques, anatomiques et biochimiques. A certaines variations près, ce schéma devrait pouvoir être appliqué au domaine des paramyloïdoses: si nous le faisons, nous nous apercevons que nous ne connaissons encore de ces paramyloïdoses que les conséquences dégénératives.

## Summary

As amyloidosis actually belongs to the large group of paraproteinoses, it seems profitable to analyse more exactly the types of dysglobulinemia which are most familiar to us today. By such studies a pattern might be established which is suitable for application to the less well-known aspects of amyloidosis. The characteristic features of these types of dysglobulinemia include:

1. Above all, a characteristic globulin which is either an abnormal gamma globulin or an antigenically abnormal macroglobulin. These substances are circulating in the blood.

2. A site of production of these substances, in our case the reticulo-endothelial system, in its differentiation being either plasmocytic or lympho-reticular. Electron microscopy has revealed the secretory character of these cells.

3. The consequences of dysglobulinemia itself, constituting what is called the dysglobulinemic syndromes: renal, nervous, hemorrhagis and perhaps other visceral manifestations.

These characteristics of a dysglobulinemic reticulopathy of the type of the Kahler or Waldenström disease, are the result of experiments and clinical, anatomical and biochemical confrontations. With certain variations, it should be possible to apply this pattern to paramyloidoses: in doing so we realize that we do not know more about these paramyloidoses than their degenerative consequences.

## Références*

APITZ, H.: Die Paraproteinosen (über die Störung des Eiweiß-Stoffwechsels bei Plasmocytom). Virchows Arch. path. Anat. **306**, 631—699 (1940).

---

* Une bibliographie complète sera trouvée dans: P. MICHON, F. STREIFF. Macroglobulinémie de Waldenström. Paris: Masson 1959.

BING, J., M. FOG and V. NEEL: Reports of three cases of hyperglobulinemia with affection of central nervous system (radiculo-meningomyeloencephalitis) on toxi infectious basis, and some remarks on differential diagnosis. Acta med. scand. **91**, 409—427 (1937).

BISERTE, G., P. BURTIN, J. MONTREUIL, J. HOLLEMAN et M. DAUTREVAUX: Etude biologique d'un cas de macroglobulinémie au cours d'un syndrome de Waldenström. Lille méd. **3**, 37—44 (1958).

BRAUNSTEINER, M.: Quelques applications de la microscopie électronique en pratique de cytologie clinique. Path. Biol. **6**, 665—676 (1958).

BURTIN, J.: Les macroglobulinémies. A propos d'un cas de maladie de Waldenström. Rev. méd.-chir. Mal. Foie **32**, 11—18 (1957).

— L. HARTMANN, R. FAUVERT et P. GRABAR: Etude sur les protéines du myélome. Etude critique des techniques d'identification de la protéine de Bence Jones et de leur valeur diagnostique. Rev. franç, Étud. clin. biol. **1**, 17—28 (1956).

— — J. HEREMANS, J. J. SCHEIDEGGER, F. WESTENDORF-BOERMA, R. WIEME, C. WUNDERLY, R. FAUVERT et P. GRABAR: Etudes immuno-chimiques et immunoélectro-phorétiques des macroglobulinémies. Rev. franç. Étud. clin. biol. **11**, 161—177 (1957).

DUTCHER, T. F., and J. L. FAHEY: Mise en évidence immuno-cytochimique de la localisation intranucléaire de la gamma-macroglobuline 185 au cours de la macroglobulinémie de Waldenström. Proc. Soc. exp. Biol. (N. Y.) **103**, 452—455.

— — The histopathology of the macroglobulinemia of Waldenström. J. nat. Cancer Inst. **22**, 887—918 (1959).

FRÜHLING, L., A. PORTE et J. KEMPF: Traduction morphologique des processus de stockage de glycoprotéines chez le plasmocyte. Etude au microscope électronique. C. R. Soc. Biol. (Paris) **154**, 1281—1284 (1960).

— — — Morphogenèse et fonction sécrétoire du plasmocyte: étude au microscope électronique dans la maladie de Waldenström et dans l'amylose expérimentale de la souris. C. R. Soc. Biol. (Paris) **154**, 1066—1068 (1960).

— — et S. ROGER: La maladie de Waldenström. Etude d'un cas au microscope électronique. Ann. Anat. path. méd. chir. **5**, 508—537 (1960).

GARCIN, R., J. MALLARME, L. HARTMANN et P. RONDOT: Cryoglobulinémie et névrite multiple des membres inférieurs. Bull. Soc. méd. Hôp. Paris **73**, 835—843 (1957).

GRABAR, P., et P. BURTIN: Analyse immunoélectrophorétique. Paris: Masson 1960.

GUGLIELMO, R. DI, e P. RUGGIERI: La malattia di Waldenström (reticulozi linfoide disprotidemica). 14° Congr. Soc. ital. Ematol., Rome, 1956. Edizioni mediche e scientifiche.

HEREMANS, J.: Les globulines sériques du système gamma. Paris: Masson 1960.

JAHNKE, K., u. K. SCHOLTAN: Atypische Makroglobilinämien. Verh. dtsch. Ges. inn. Med. **61**, 312—317 (1955).

KAPPELER, R., A. KREBS u. G. RIVAG: Klinik der Makroglobulinämie Waldenström. Helv. med. Acta **25**, 54—101, 102—153 (1958).

LARCAN, A., G. RAUBER and F. STREIFF: Le rein de la macroglobulinémie de Waldenström. J. Urol. (Baltimore) **281**, 693—698 (1959).

MALLARME, J., R. FAUVERT, L. HARTMANN, L. ORCEL et BOIVIN: Etude cytologique et anatomique de la macroglobulinémie de Waldenström. Presse méd. **65**, 839 (1957).

MICHON, P., G. RAUBER, A. LARCAN et F. STREIFF: Le rein de la macroglobulinémie de Waldenström. Presse méd. **67**, 1267—1270 (1959).

OLMER, J., M. MONGIN et R. MURATORE: Myélomes, macroglobulinémies et dysprotéinémies diverses. Paris: Masson 1961.

PEDERSEN, M.: Ultracentrifugal studies on serum and serum fractions. Uppsala: Almquist et Wiksell 1945.

REGNIERS, P., R. WIEME, C. WUNDERLY et P. BURTIN: A propos d'un cas de macroglobulinémie (mal. de Waldenström) présentant quelques aspects histologiques et biochimiques remarquables. Schweiz. med. Wschr. **96**, 1140—1144 (1956).

Riva, G., K. Dialer u. A. Hassig: Untersuchungen zur Frage der Bence-Jonesschen Proteinurie und Proteinämie. Helv. med. Acta **18**, 401—404 (1951).

Scheidegger, J., R. Weber u. A. Wassig: Zur Antigenstruktur der Makroglobin beim Morbus Waldenström. Helv. med. Acta **25**, 25—40 (1958).

Schrade, W., E. Bohle u. L. Bubner: Zur Frage der Nierenbeteiligung beim Morbus Waldenström (Makroglobulinämie). Dtsch. med. Wschr. **83**, 718—733 (1958).

Serre, H., P. Monnier, M. Arnavielle-Bony, C. Jaffiol, J. Dauverchain, C. Sany et J. Garrigues: Démonstration de l'origine plasmocytaire des protéines pathologiques au cours du myélome multiple par immunoélectrophorèse de la moelle. Presse méd. **66**, 1446 (1958).

Tischendorf, W., u. F. Hartmann: Makroglobulinämie (Waldenström) mit gleichzeitiger Hyperplasie der Gewebsmastzellen. Acta haemat. (Basel) **4**, 374—383 (1950).

Wanner, J., u. R. Siebenmann: Über eine subakut verlaufende osteolytische Form der Makroglobulinämie Waldenström mit Plasmazellenleukämie. Schweiz. med. Wschr. **87**, 1243—1246 (1957).

Dr. F. Streiff — Professeur Agrégé —

Chargé de cours d'Hématologie et de Transfusion sanguine de Faculté de Médecine, Nancy, France

Acta Neuropathologica, Suppl. II, 49—53 (1963)

Travail de l'Institut de Génétique Médicale (Prof. D. Klein) de la Clinique Ophtalmologique Universitaire (Prof. A. Franceschetti) de Genève (Suisse)

# La polyneuropathie amyloïde héréditaire

Par

**D. Klein**

Avec 4 Figures dans le Texte

En 1951 et 1952, Andrade attira le premier l'attention sur une paramyloïdose héréditaire intéressant surtout le système nerveux. Cette affection était caractérisée cliniquement par une grave neuropathie périphérique, prédominant aux membres inférieurs, avec diminution de la sensibilité thermique et douloureuse,

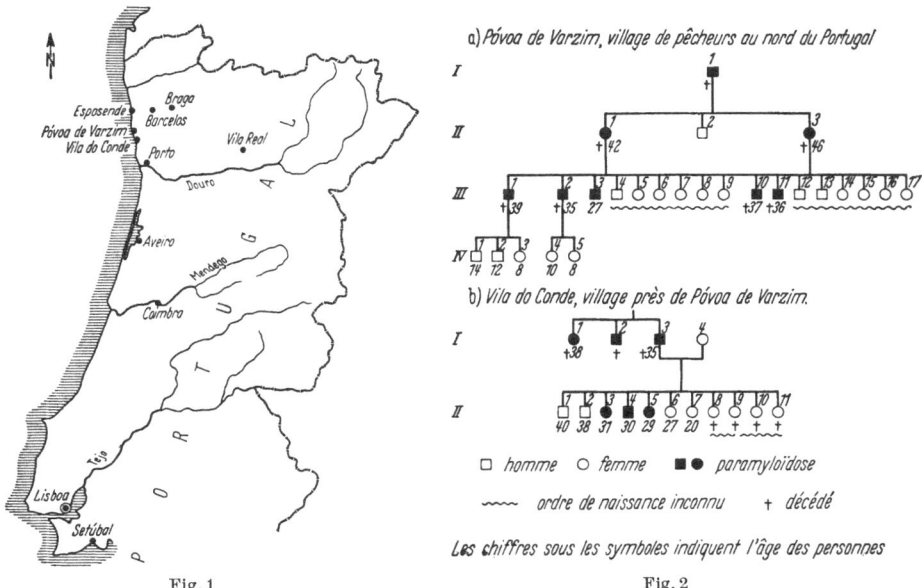

Fig. 1                    Fig. 2

Fig. 1. Situation géographique de Póvoa de Varzim (nord du Portugal)

Fig. 2. Deux arbres généalogiques de familles atteintes de paramyloïdose héréditaire. [D'après J. da Silva Horta Acta neuroveg. (Wien) **12**, 105—134 (1955)]

atrophie et paralysie musculaires, aréflexie, ulcérations trophiques et troubles sphinctériens. On constatait en outre régulièrement des troubles gastro-intestinaux avec diarrhées ou constipation. Une impuissance ou une ménopause prématurées appartenaient également au tableau clinique.

L'affection atteignait, dans la règle, des jeunes adultes et apparaissait insidieusement. Ce qui frappait en particulier dans cette affection était:

1. sa fréquence (74 malades observés par le même auteur portugais),
2. son incidence familiale,

3. sa concentration géographique autour d'un foyer déterminé, Póvoa de Varzim, petit village de pêcheurs situé dans le district d'Oporto, au nord du Portugal (Fig. 1), où cette maladie est connue depuis plusieurs générations sous le nom de «mal dos pésinhos» (maladie des pieds).

La transmission directe de l'affection dans deux et trois générations successives (Fig. 2) indique un mode dominant autosomique. La prédilection du sexe masculin parmi les atteints parle en même temps en faveur d'une hérédité contrôlée par le sexe, c'est-à-dire d'une pénétrance variable selon les sexes. L'atteinte occasionnelle de père et fils exclut une hérédité liée au sexe.

Bien qu'il fut impossible à l'auteur portugais d'établir des liens généalogiques entre les différentes familles observées, leur groupement autour d'un seul village rend très probable une mutation unique ayant eu lieu chez un ancêtre habitant à Póvoa de Varzim d'où le gène s'est répandu parmi les différentes branches de sa descendance.

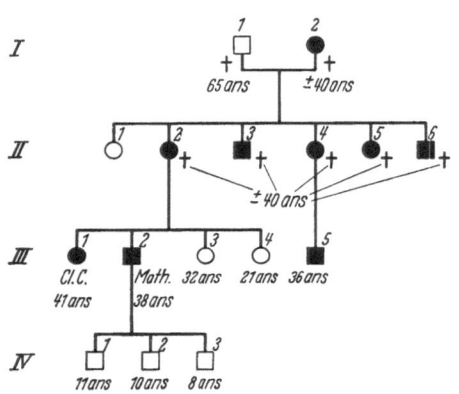

Fig. 3. Arbre généalogique d'une famille atteinte de polyneuropathie amyloïde. [D'après A. R. DE MELLO, J. bras. Med. 1, 161—218 (1959)]

En effet, l'extrême rareté de l'affection dans la population exclut avec une haute vraisemblance l'existence de plusieurs mutations ayant eu lieu dans la même région géographique. La probabilité d'une seule mutation qui a eu son origine à Póvoa de Varzim est en outre confirmée par le fait que deux observations brésiliennes, déjà publiées par JULIÃO et COUCEIRO en 1939 et 1940 et ayant trait à une méningoradiculonévrite d'un type spécial ont pu rétrospectivement, à la suite des travaux d'ANDRADE, être identifiées comme polyneuropathie amyloïde primitive (JULIÃO et MIGNONE 1955). De plus, il s'est révélé que les deux malades décrits par les auteurs brésiliens étaient d'origine portugaise, dont l'un même provenant de Póvoa de Varzim.

Un autre auteur brésilien, DE MELLO (1959), a également publié deux observations de polyneuropathie amyloïde pour lesquelles il a pu déterminer comme origine Póvoa de Varzim. La première était un cas isolé; le second malade provenait d'une famille dont neuf membres répartis en trois générations successives étaient atteints. Cette dernière famille confirme également la transmission dominante de l'affection et montre en plus une mortalité accrue des membres atteints vers l'âge de 40 ans (Fig. 3).

Cependant, la paramyloïdose polyneuropathique familiale n'a pas été décelée qu'au Portugal. On l'a observée également dans d'autres pays, bien que plus rarement et dans la règle de façon isolée. En 1959, on estimait à 106 le nombre total des cas de paramyloïdose primitive publiés dans la littérature (KAUFMAN et THOMAS 1959), dont 74 cas provenaient d'ANDRADE.

Les seules observations, à notre connaissance — exception faite des cas d'ANDRADE et des auteurs brésiliens — qui ont présenté une manifestation héréditaire nette, ont été publiées aux Etats-Unis. La première observation, décrite par Kantarjian et De Jong (1953), concerne une famille dont deux sœurs, âgées de 26 et de 23 ans, et leur père sont atteints. La famille, décrite par Ruka- vina, Block et Curtis (1955, 1956), compte 66 membres répartis sur 5 générations. 29 membres présentaient soit des symptômes cliniques plus ou moins caractéristiques, soit des tracés électrophorétiques pathologiques dans le sérum ou une augmen- tation des lipoprotéines dans le sang, permettant de les considérer comme porteurs de l'affection à l'état hétérozygote et abortif (Fig. 4).

Un cas héréditaire de paramyloïdose neuropathique se trouve également dans le traité de neuro-ophtalmologie clinique de Walsh (1957, p. 736: fille, mère et tante maternelle atteintes).

Des observations familiales viennent d'être publiées par Kaufman et Thomas aux Etats-Unis (1959) chez deux frères de 77 et 74 ans et chez un homme de 62 ans

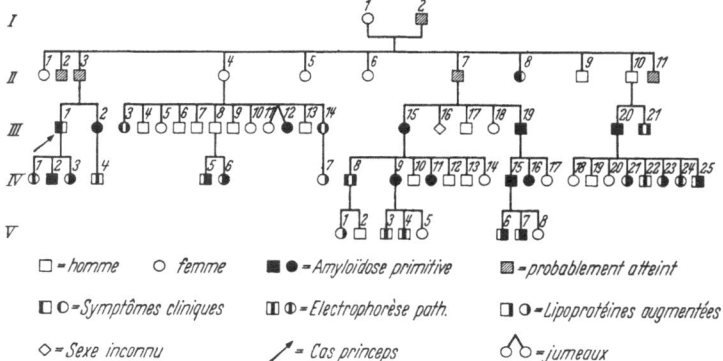

Fig. 4. Arbre généalogique d'une famille atteinte d'amyloïdose primitive systématique avec atteinte nerveuse. [D'après Rukavina, J. G., W. D. Block et A. C. Curtis: J. invest. Derm. **27**, 111—131 (1956)]

et trois de ses frères, ainsi que par Krücke en Allemagne (1959) chez deux frères et une sœur.*

Par contre, la famille décrite par Denny-Brown (1951) avec neuropathie sen- sorielle héréditaire dans trois générations ne nous semble pas appartenir à la symptomatologie classique observée par Andrade et d'autres.

A côté de l'aspect génétique, les altérations oculaires méritent également une attention particulière, tout d'abord parce qu'elles ne semblent se trouver que dans la paramyloïdose primitive familiale et non pas dans l'amyloïdose secondaire et parce qu'elles peuvent précéder l'atteinte cérébrale et viscérale de plusieurs années (4 à 11 ans d'après Kaufman et Thomas 1959); voir aussi Klein et coll. 1962).

Ainsi, l'examen du fond de l'œil pourrait permettre de poser un diagnostic précoce de l'affection.

Ces troubles oculaires consistent surtout en opacités du vitré parfois si denses qu'elles ressemblent à un réseau de « laine de verre » extrêmement fin empêchant presque l'examen du fond d'œil et diminuant notablement la vision. En outre, ces

---

* Note à la correction: Récemment, nous avons également eu l'occasion d'observer un cas héréditaire de polyneuropathie amyloïde dans une famille suisse (Klein, Rabinowicz et Richon 1962).

altérations vitréennes s'accompagnent, dans la règle, d'une périartériolite rétinienne avec des dépôts blanchâtres hyalins engaînant les artérioles.

La mise en évidence d'altérations vitréennes pourrait donc conduire à un diagnostic juste longtemps avant la manifestation de la symptomatologie clinique et devrait inciter également à l'examen systématique de la famille en vue de détecter d'autres cas. A part ces altérations du segment postérieur de l'œil, on peut trouver une exophtalmie, une anisocorie des pupilles avec réaction faible à la lumière et des bords pupillaires irréguliers, parfois aussi une ophtalmoplégie externe.

## Résumé

La polyneuropathie amyloïde familiale, décrite en premier par ANDRADE (1951, 1952), représente un nouveau trouble métabolique du type des « inborn errors of metabolism » de GARROD. Le gène pathologique détermine une enzymopathie, déployant son activité sur le métabolisme des protéines. L'affection suit le mode dominant autosomique d'hérédité avec pénétrance variable et prédilection du sexe masculin. Longtemps avant la manifestation de la maladie, l'examen du fond d'œil peut permettre de reconnaître des opacités vitréennes et une périartériolite rétinienne caractéristiques pour la forme essentielle, familiale de l'amyloïdose. Leur détection doit inciter à un examen systématique de toute la famille.

Enfin, il mérite d'être souligné que l'électrophorèse du sérum, ainsi que le dosage des lipoprotéines dans le sang pourraient, dans quelques cas, permettre de détecter les hétérozygotes latents dans une famille et d'établir le pronostic génétique pour chaque membre avant son mariage éventuel. Ainsi, il pourrait être possible, un jour, d'enrayer l'extension de cette affection dans la population.

## Summary

Familial amyloid polyneuropathy, for the first time described by ANDRADE (1951, 1952), represents a new metabolic disorder of the type of GARROD's "inborn errors of metabolism". The pathological gene determines an enzymopathy which manifests itself in protein metabolism. The disease is of autosomal-dominant heredity, appearing at irregular intervals in a family, preferably in the male sex. Long before its outbreak, it is possible, by examination of the fundus of the eye, to notice opacities of the vitreous body and periarteriolitis of the retina which are characteristic of familial amyloidosis. Such findings make a systematic examination of all family members advisable.

Finally, it should be stressed that in some cases serum electrophoresis and the determination of the content of lipoproteins in the blood make it possible to discover latent heterozygotes in a family, and to give a genetic prognosis for each member of the family before the marriage. Thus, one day, the disease could be more and more reduced among the population.

## Références

ANDRADE, C.: Note préliminaire sur une forme particulière de neuropathie périphérique. Rev. neurol. 85, 302—306 (1951).
— A peculiar form of peripheral neuropathy: familial atypical generalized amyloidosis with special involvement of peripheral nerves. Brain 75, 408—427 (1952).
DENNY-BROWN, D.: Hereditary sensory radicular neuropathy. J. Neurol. Neurosurg. Psychiat. 14, 237—252 (1951).

HORTA, J. DA SILVA: Pathologische Anatomie der portugiesischen Paramyloidosenfälle, mit besonderer Bevorzugung des peripheren Nervensystems. Acta neuroveg. (Wien) **12**, 105—134 (1955).

JULIÃO, O. F., et A. COUCEIRO: Estudo de dois casos de meningoradiculite espinhal cronica: a) Rev. bras. Leprol. 8, 97—120 (1939). b) Rev. Neurol. Psiquiat. S. Paulo **6**, 141—156 (1940).

—, et C. MIGNONE: Amiloidose primária com comprometimento meningo-radículo-neurítico. Arch. Neuropsiquiat. (S. Paulo) **13**, 1—12 (1955).

KANTARJIAN, A. D., et R. N. DEJONG: Familial primary amyloidosis with nervous system involvement. Neurology **3**, 399—409 (1953).

KAUFMAN, H. E., et L. B. THOMAS: Vitreous opacities diagnostic of familial primary amyloidosis. New Engl. J. Med. **261**, 1267—1271 (1959).

KLEIN, D., TH. RABINOWICZ et CH.-A. RICHON: Polyneuropathie amyloïde dans une famille suisse. Etude clinique, anatomique et génétique. Livre jubil. Dr. L. van Bogaert, **1962**, p. 424—446. Acta medica belgica, Bruxelles.

KRÜCKE, W.: Die Paramyloidose. In: Hb. Inn. Med. u. Kinderheilk. Neue Folge Bd. **11**, S. 299—378. Berlin, Göttingen, Heidelberg: Springer 1959.

MELLO, A. R. DE: Polineuropatia amiloidotica familiar. J. bras. Med. **1**, 161—218 (1959).

RUKAVINA, J. G., W. D. BLOCK and A. C. CURTIS: Familial primary systemic amyloidosis: an experimental, genetic and clinical study. J. invest. Derm. **27**, 111—131 (1956).

— —, CH. E. JACKSON, H. F. FALLS, J. H. CAREY and C. CURTIS: Primary systemic amyloidosis: a review and an experimental, genetic and clinical study of 29 cases with particular emphasis on the familial form. Medicine (Baltimore) **35**, 239—334 (1956).

WALSH, F. B.: Clinical neuro-ophthalmology, ed. 2, p. 736. Baltimore: William & Wilkins 1957.

Prof. Dr. D. KLEIN,
Institut de Génétique Médicale de la Clinique Ophtalmologique Universitaire, Genève, Suisse

Acta Neuropathologica, Suppl. II, 54—65 (1963)

Institut d'Anatomie Pathologique de la Faculté de Médecine, Lisbonne et Institut d'Anatomie Pathologique de la Faculté de Médecine, Coimbra

# Anatomie pathologique de la paramyloïdose du «type portugais»

Par

J. da Silva Horta et Renato Trincâo

Avec 10 Figures dans le Texte

## Anatomie Pathologique de la Paramyloïdose du «type portugais»

Au total le groupe centre-sud possède maintenant du matériel anatomopathologique de 10 autopsies et d'un nombre très considérable de biopsies, une centaine environ. Nous ferons ici seulement un exposé succint des caractéristiques anatomopathologiques des cas portugais de paramyloïdose de type polynévritique. Nous nous étendrons un peu plus sur les aspects neurologiques et nous en mentionnerons quelques-uns que nous n'avions pas rapportés antérieurement.

L'amyloïdose en question est une affection généralisée: la substance amyloïde se retrouve dans tous les organes et dans certains en quantités considérables.

## Tableau autopsique

Nous voulons à nouveau appeler l'attention sur le fait que très rarement nous avons trouvé dans notre cas les altérations décrites en général dans les cas d'amyloïdose. Nos n'avons jamais vu d'organes lardacés, ni de reins lardacés, alors que nous trouvons de grandes quantités d'amyloïde dans ces mêmes organes par l'examen histologique. L'épreuve au lugol a toujours été négative. Un autre détail: dans un cas la thyroïde présentait à l'autopsie une couleur orangée et quelques nerfs, la prostate et le rein du même cas présentaient la même couleur après fixation au formol. Nous devons ajouter que l'épreuve de Bennhold qui avait été pratiquée chez ce malade quatre ans auparavant était restée négative. Parmi les images que nous devons mentionner, il nous faut tout d'abord signaler la présence dans quelques cas d'hypertrophie du cœur et dans deux cas la présence de nodules et de stries de couleur grise et d'aspect trouble dans les valvules cardiaques. L'examen histologique a confirmé qu'il s'agissait de dépôts de substance amyloïde. Dans deux cas nous avons retrouvé le tableau typique de la sclérose rénale et l'examen histologique a confirmé qu'il s'agissait d'une sclérose rénale du type «amyloïde». Dans un cas nous avons trouvé un ramollissement cérébral. L'un des malades avait perdu deux orteils et présentait d'importantes pertes de substance de type trophique aux membres inférieurs. En général l'état de nutrition était mauvais. Des ulcères de décubitus ont été trouvés dans un cas, dans un autre une cystite grave et dans un dernier des foyers de broncho-pneumonie confluente.

## Distribution de la substance amyloïde

La substance amyloïde se dépose:

a) — dans les vaisseaux. Les vaisseaux de tous calibres et en particulier les petites artères sont atteintes. Il faut souligner que nous avons trouvé très fréquemment des dépôts dans les pré-capillaires et dans les capillaires proprement dites.

b) — Dans le tissu conjonctif. Ici les dépôts sont grossiers et se forment, soit sur les fibres réticulaires proprement dites, comme par exemple dans les ganglions lymphatiques, soit dans le collagène ou encore dans des espaces préformés (par exemple dans les espaces sous-arachnoïdiens).

c) — Dans les fibres musculaires lisses et rarement dans les fibres musculaires striées proprement dites.

Les dépôts dans les fibres musculaires lisses sont très importants et intéressent non seulement les fibres du tube digestif, mais aussi celles de la prostate, des vésicules séminales, des trompes, des muscles érecteurs des poils et dans une mondre

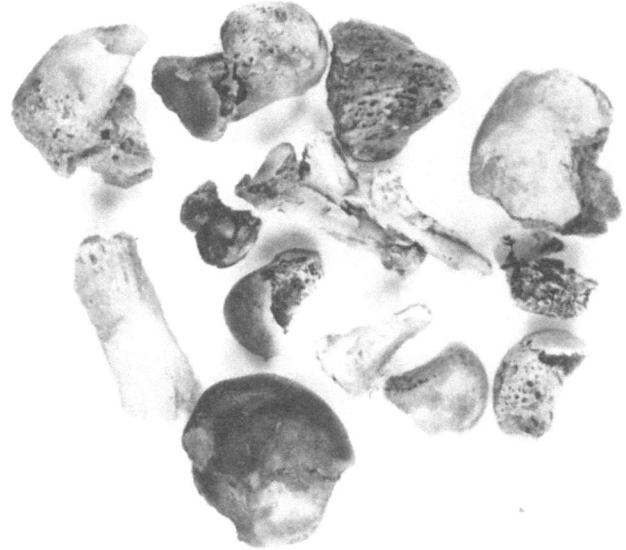

Fig. 1. Morceaux d'os des pieds expulsés pendant la vie (orteils)

proportion, celles des vaisseaux. Les dépôts dans les muscles striés se retrouvent presque toujours dans le conjonctif qui entoure la fibre musculaire cardiaque et de la langue. Dans le myocarde on les retrouve avant tout en rapports étroits avec le sarcolemme. Dans les muscles volontaires, les dépôts amyloïdes sont rarissimes, ainsi que dans le diaphragme.

*Fréquence avec laquelle sont atteints les divers systèmes et organes*

Il y a des systèmes et des organes constamment et intensément atteints: les enveloppes du système nerveux central (dure-mère, arachnoïde et pie-mère), les nerfs rachidiens, les nerfs crâniens, les ganglions rachidiens et le système sympathique (ganglions et nerfs), le rein, le tube digestif, le cœur, surtout l'endocarde et le myocarde, le testicule et l'ovaire.

Certains organes ne sont pratiquement jamais atteints comme le foie, ou d'autres sont atteints de façon intense dans l'un ou l'autre cas, comme la rate et la surrénale. Le système vasculaire de ces organes peut évidemment être atteint comme tous les autres vaisseaux. Dans d'autres organes endocriniens on trouve soit, comme dans l'hypophyse, des dépôts vasculaires, dans la parathyroïde et la thyroïde des dépôts importants, ainsi que dans la glande interstitielle du testicule. Aux biopsies testiculaires nous n'avons cependant pas trouvé en général d'amyloïde dans la glande interstitielle.

### Description plus détaillée du système nerveux

#### Système nerveux central

Dans la dure-mère les dépôts sont d'étendue variable. Les vaisseaux des leptoméninges sont toujours intensément infiltrés par de l'amyloïde et quelques-uns sont oclus par l'amyloïde. Des masses étendues d'amyloïde se trouvent dans les espaces sous-arachnoïdiens et dans la pie-mère.

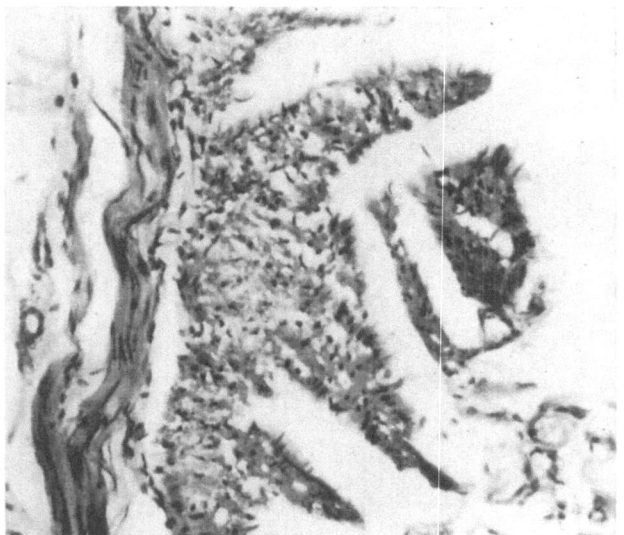

Fig. 2. Intestin grêle: Tunique musculeuse: Atrophie. Hematoxyline-éosine

Ces dernières se présentent sous deux formes: des masses continues enveloppant la surface extérieure des différents segments du système nerveux central, dans la profondeur desquelles les cellules gliales prolifèrent parfois et se disposent en palissade: une image arrondie de configuration particulière en araignée ou en anémone, également enveloppées par des cellules gliales, fréquemment disposées de manière radiaire. Les vaisseaux perforants ne présentent des dépôts amyloïdes que dans des zones très superficielles. Une seule fois nous avons trouvé un dépôt d'amyloïde d'une certaine étendue dans la substance nerveuse, dans un cordon latéral de la moëlle, et il provenait probablement d'un vaisseau. Nous avons également vu une fois, dans un foyer de ramollissement du lobe temporal droit, un mélange de masses amyloïdes et de substance cérébrale nécrosée. Dans un autre cas des foyers particuliers semblables à des plaques séniles ont été retrouvées. Il y a aussi des dépôts d'amyloïde sous-épendymaires.

#### Nerfs rachidiens

Les dépôts d'amyloïde se trouvent déjà dans les racines et dans les ganglions rachidiens, mais en général on peut affirmer qu'on les trouve surtout dans les

segments les plus périphériques. Quelques racines présentent des quantités importantes d'amyloïde, mais dans d'autres les dépôts sont rares et parfois on n'en trouve
pas du tout. Il existe un contraste notable entre l'importance des quantités
d'amyloïde observées dans les espaces sous-arachnoïdiens et le fait que les racines
sont en général privées d'amyloïde.

Les dépôts trouvés dans les racines forment des blocs dans l'endonèvre, tantôt
ronds, tantôt arrondis, mais bien délimités. Dans les ganglions rachidiens il y a des
accumulations semblables, mais un peu plus diffuses.

Dans les nerfs les dépôts d'amyloïde se trouvent dans l'épinèvre, dans le périnèvre et dans l'endonèvre.

Les dépôts du périnèvre peuvent parfois envahir l'endonèvre sous forme de
masses plus ou moins étendues. Les vaisseaux du périnèvre peuvent présenter des

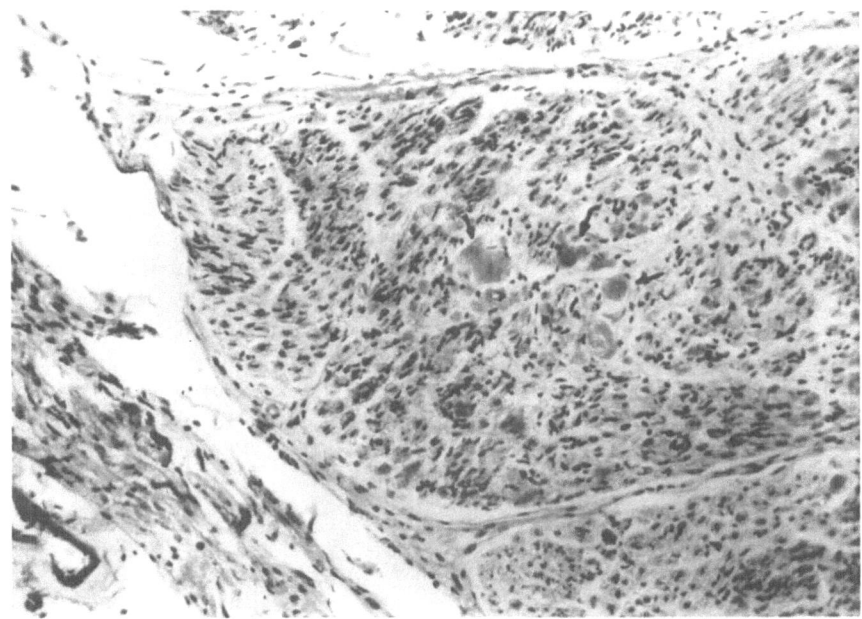

Fig.3. Racine rachidienne: amyloïde (flèches). Rouge de Congo

quantités importantes d'amyloïde qui dans quelques rares coupes peuvent diminuer le calibre de la lumière vasculaire. Dans l'endonèvre, les vaisseaux sont
fréquemment infiltrés par la même substance et de même la lumière vasculaire est
diminuée et parfois même oclus par l'amyloïde. En partant de ces vaisseaux des
masses plus ou moins étendues d'amyloïde peuvent atteindre les régions voisines.

Les dépôts retrouvés le plus fréquemment sont ceux de l'endonèvre: ce sont
des masses de dimension différentes, souvent globulaires, parfois diffuses. Nous
pouvons ainsi reconstituer la formation des altérations observées: au début les
fibres nerveuses se courbent en arc au contact des masses d'amyloïde, ensuite
elles s'interrompent, ce que l'on retrouve fort bien dans les préparations pour les
cylindraxes et pour les gaines de myéline. A un certain moment des fibres bien
conservées contournent les dépôts d'amyloïde. Plus tard les fibres dégénèrent et

seules les masses d'amyloïde subsistent. Elles sont séparées par des masses remplies par un tissu œdémateux, parfois mucinoïde.

Outre les altérations dues à la présence de l'amyloïde l'on retrouve dans les nerfs des zones de dégénérescence secondaires qui sont la conséquence de l'interruption des fibres par la substance amyloïde. Il est vraisemblable que cette dégénérescence est due en partie à la diminution de l'apport nutritif par des vaisseaux dont la lumière est réduite ou même oclus par l'amyloïde. Nous n'avons jamais observé la présence de cellules granulograisseuses. Dans un cas nous avons observé une dégénérescence secondaire des racines postérieures.

Dans les préparations par la méthode de Bielschowsky sur des pièces qui présentent de nombreux dépôts d'amyloïde, mais où les fibres nerveuses sont encore conservées, le réseau de neurokératine est imprégné par l'argent.

Les préparations de Bielschowsky nous montrent encore en des endroits profondément dégénérés, des images curieuses: imprégnation par l'argent des cylindraxes qui ne se fait qu'à l'intérieur de l'accumulation amyloïde. Dans l'un de ces cas, les cylindraxes ont changé de direction et se croisent à l'intérieur du dépôt décrit.

Les accumulations de substance amyloïde se retrouvent parfois en ramifications très fines dans les nerfs rachidiens et crâniens, comme par exemple dans les nerfs de la peau, et quelquefois nous avons trouvé des corpuscules sensitifs avec dépôt d'amyloïde.

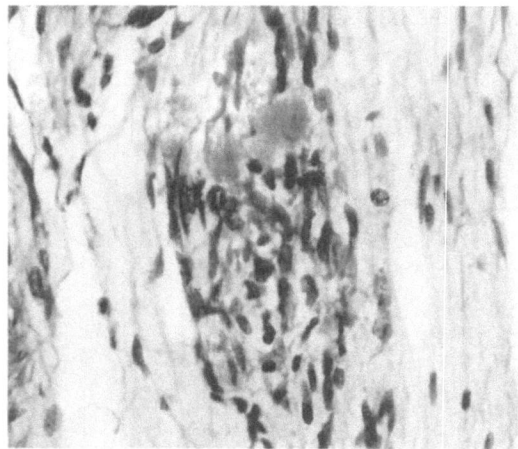

Fig. 4. Racine rachidienne: amyloïde. Céllules de Schwann proliférées. Rouge Congo

### Nerfs crâniens

Les nerfs crâniens n'ont été examinés que dans nos trois dernières autopsies, excepté dans leurs portions initiales. Les nerfs crâniens ne présentent pas, à leur émergence, de dépôts d'amyloïde. Dans nos trois dernières autopsies nous avons toujours retrouvé, sauf dans le nerf optique et dans le nerf acoustique, des dépôts amyloïdes du même type que ceux observés dans les nerfs rachidiens, dans les portions périphériques. Ces dépôts sont parfois très étendus. Les modifications des fibres nerveuses sont semblables à celles observées dans les nerfs rachidiens. Nous n'avons malheureusement jusqu'à présent, jamais pu examiner un ganglion, excepté le ganglion de Gasser.

### Sympathique

Notre matériel ici est très vaste. Les ganglions et les nerfs présentent toujours des dépôts très étendus de même type que ceux déjà décrits. Dans les cellules nerveuses on reconnaît plusieurs processus dégénératifs: perte des granulations de Nissl, chromatolyses et caryolyses. Le nombre de cellules disparues est souvent assez important, et ceci aussi bien dans les ganglions de la chaîne para-vertébrale que dans les petits ganglions hypogastriques. Dans un ganglion du plexus solaire nous avons trouvé un dépôt d'amyloïde qui creusait la superficie d'une cellule nerveuse.

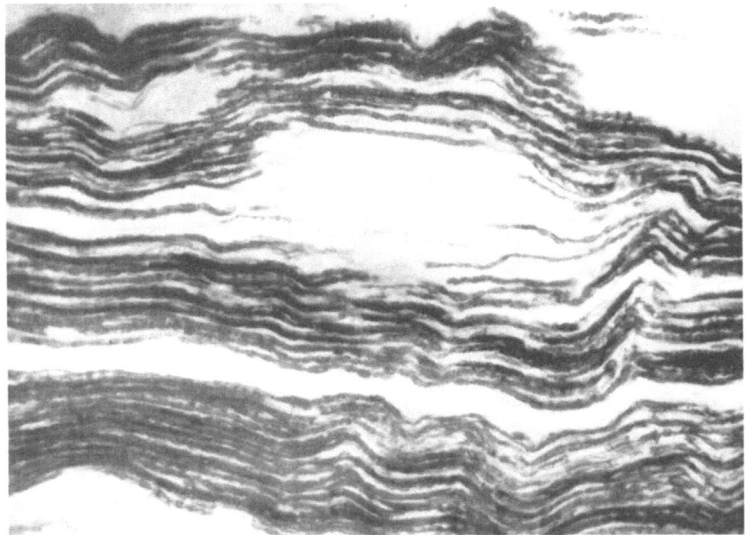

Fig. 5. Fibres interrompues au niveau d'un dépôt. Weigert

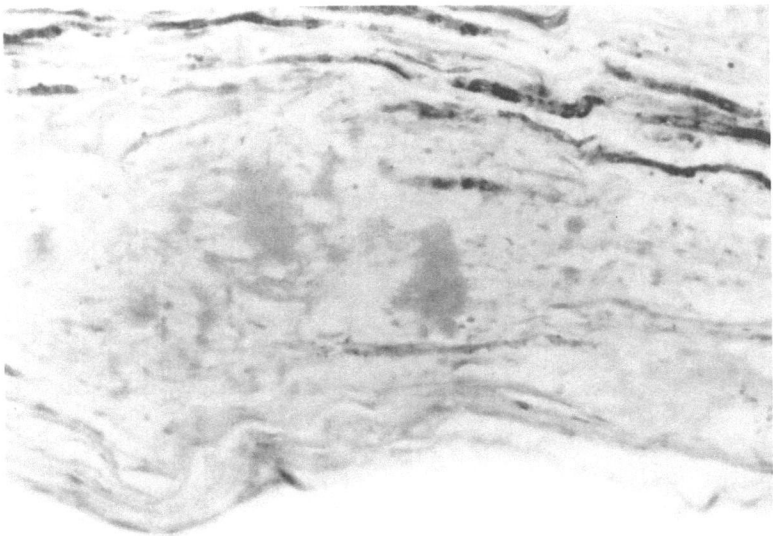

Fig. 6. Phrénique: gaines de myéline. Destruction étendue. Spielmeyer

### Altérations des muscles volontaires

Les fibres musculaires présentent des degrés variables d'atrophie et un nombre variable de fibres atrophiées. Les altérations les plus graves sont celles observées dans les muscles des membres, surtout dans les membres inférieurs. Dans tous les

muscles observés ils existent des atrophies quand il s'agit de matériel autopsique.
Dans un ensemble de groupes musculaires complètement normaux, on peut
trouver de ci, de là une fibre atrophiée ou parfois plusieurs, ou encore un groupe

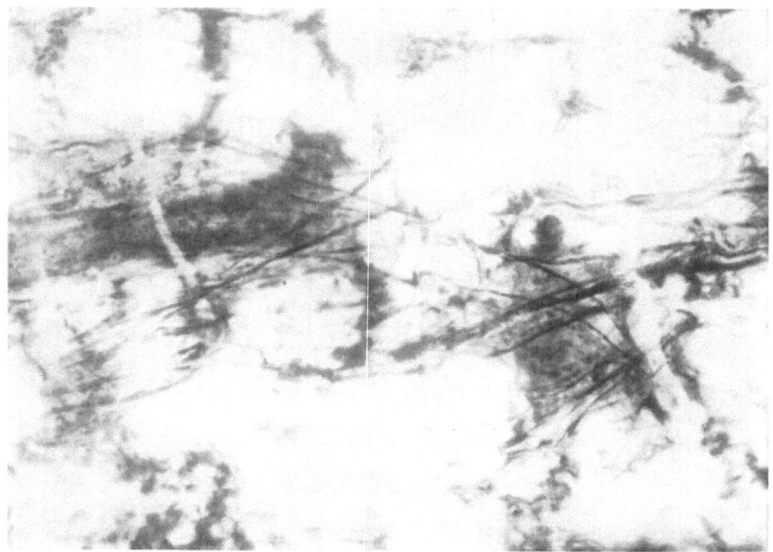

Fig. 7. Cylindraxes croisés dans les dépôts. Impregnation par l'argent

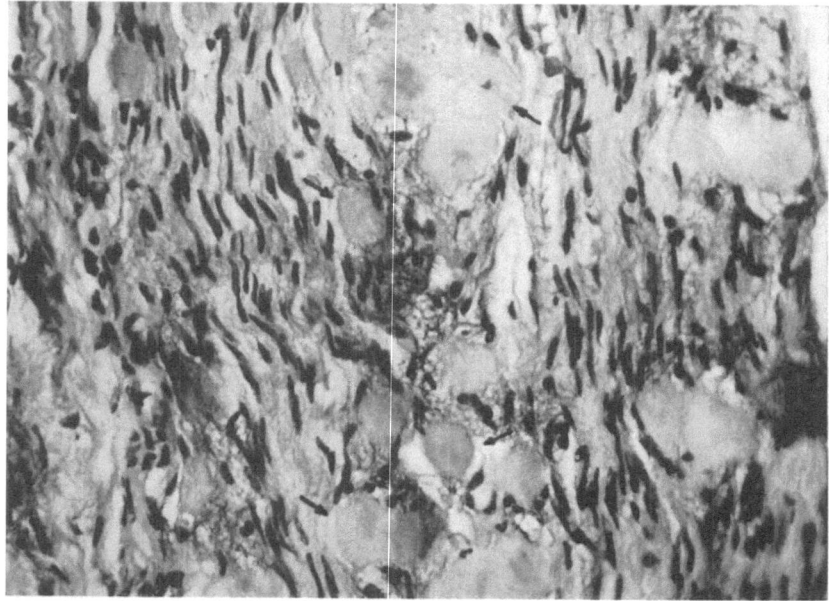

Fig. 8. Sympathique dorsal: amyloïde (flèches). Rouge Congo

entier. Des groupes musculaires atrophiés se retrouvent à côté de groupes musculaires normaux. Il y a toujours en même temps prolifération des noyaux du sarcolemme. Ceux-ci sont disposés soit en files parfois ondulées le long d'une fibre

atrophiée, soit d'une manière irrégulière, soit encore en denses accumulations qui sont très nettement trouvées au faible grossissement. Dans un cas les noyaux du sarcolemme constituaient des palissades irrégulières autour de restes du sarco- plasme. On ne trouve pratiquement pas de fibres dont les noyaux se trouvent dans les parties centrales.

Dans certaines coupes des muscles des membres inférieurs, on ne retrouve plus que des noyaux du sarcolemme et quelques restes de fibres musculaires que l'on ne peut reconnaître qu'après un examen attentif aux agrandissements les plus grands.

Les fibres musculaires, même quand leur diamètre est réduit, conservent presque toujours la striation transversale. Celle-ci est retrouvée surtout en lumière polarisée. Les cylindres vides de sarcolemme sont rares. On ne retrouve que très rarement des fentes transversales dans les fibres. Une fois nous avons ob- servé des fibres musculaires ré- duites à des grumeaux légèrement éosinophiles. On retrouve pres- que toujours quelques fibres hypertrophiées au milieu d'un groupe intensément atrophié.

L'amyloïde se trouve dans les vaisseaux ou dans les nerfs des muscles et rarement en de fines stries correspondant à la gaine du sarcolemme dans des fibres encore totalement conservées. Une seule fois, nous avons pu trouver de l'amyloïde à l'intérieur

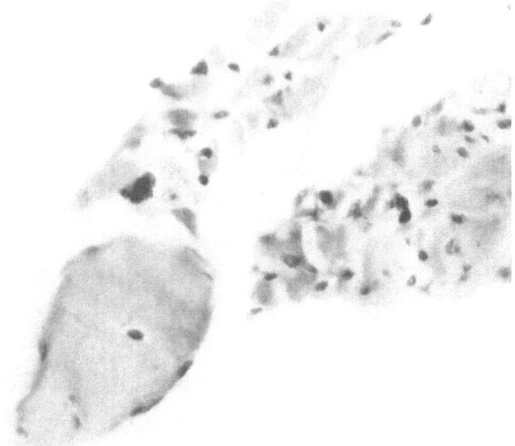

Fig. 9. Fibres musculaires atrophiées. Fibre musculaire hypertrophiée. Hematoxyline-éosine

d'une fibre. Cette trouvaille a été facilitée par l'utilisation de la lumière pola- risée. On n'a pas trouvé de prolifération fibreuse, mais par contre on trouve du tissu adipeux. Celui-ci se dispose soit entre les groupes atrophiés, soit à l'intérieur de ceux-ci. On a également observé des muscles où malgré une intense atrophie le tissu adipeux n'existe pratiquement pas. Dans un des cas le tissu adipeux présen- tait une imbition mucoïde. On n'a pas observé de réactions inflammatoires.

### *Altérations des structures normales dûes à la présence de l'amyloïde*

Il convient de souligner que, outre ce qui a déjà été dit au sujet des nerfs et des muscles, on trouve des altérations des structures épithéliales: quand la quantité d'amyloïde est grande, principalement quand la substance se dispose dans la membrane propre ou atteint les cellules épithéliales, celles-ci s'atrophient et finissent par disparaître tout comme nous l'avons vu dans la thyroïde, dans les glandes salivaires et mammaires et dans les tubes testiculaires. Les fibres muscu- laires du myocarde sont enveloppées par des anneaux d'amyloïde et leurs noyaux entrent alors en pycnose, en chromatolyse et en caryolyse. Le sarcoplasme finit par disparaître.

*Réactions dûes à la présence de l'amyloïde*

Dans les nerfs rachidiens les réactions sont presque toujours faibles : il n'y a pas de réaction inflammatoire et les cellules de Schwann ne prolifèrent que rarement. Il n'en est pas de même dans les nerfs crâniens et dans les racines rachidiennes et dans les ganglions et nerfs sympathiques, où nous pouvons observer d'importantes proliférations de ces éléments autour de dépôts. Ces proliférations constituent parfois de denses agglomérations, soit orientées dans le sens du dépôt, soit dans les directions les plus variées. Tous ces éléments prolifératifs présentent un caractère commun qui permet de les distinguer des cellules de Schwann normales : leur richesse en chromatine. Ce sont des cellules pratiquement réduites aux noyaux de chromatine très dense. Leur filiation avec les cellules de Schwann ne nous parait pas douteuse car, au début, les images montrent exactement la direction des éléments schwanniens.

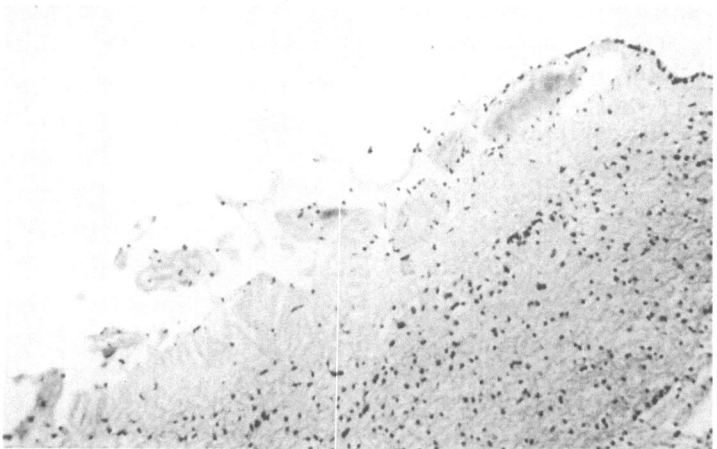

Fig. 10. Dépôts d'amyloïde sous-épendymaire. Rouge Congo

Ce sont du reste pratiquement les seules réactions que l'on trouve. Dans les autres tissus et organes tout semble indiquer que les structures pré-existantes sont passives par rapport à l'amyloïde. Nous n'avons trouvé qu'une seule cellule géante de corps étranger. Il faut cependant attirer l'attention sur un aspect observé dans les ganglions lymphatiques dans deux cas d'autopsie : la prolifération très importante des cellules réticulaires, dont quelques unes sont liées au réticulum, d'autres en sont détachées. Ceci se passe dans des ganglions où l'on trouve une quantité très importante d'amyloïde. On trouve encore dans ces mêmes régions de nombreux plasmocytes et histiocytes plasmocytoïdes qui donnent à l'ensemble, avec des cellules réticulaires modifiées, un aspect polymorphique très important. Ces trouvailles, ainsi que les nombreux plasmocytes que nous avons trouvés dans le tissu adipeux du hile rénale une fois, doivent être mises en rapport avec la genèse de l'amyloïde et ne représentent pas nécessairement des images réactionnelles. Dans un de nos cas nous avons trouvé des lymphocytes dans les leptoméninges et dans un autre cas un tableau de leptoméningite (examen histologique) avec des lymphocytes et de nombreux granulocytes neutrophiles. Nous croyons que ce processus n'a rien à voir avec la présence d'amyloïde. Dans quelques cas on trouve un degré discret de fibrose pancréatique, une importante fibrose testiculaire surtout inter-canaliculaire et un épaississement douteux des gaines des nerfs. L'épaississement fibreux de l'endocarde n'est pas nécessairement secondaire à la présence de dépôts d'amyloïde.

## Résumé

Dix autopsies complètes et une centaine de biopsies on pu être pratiquées. L'amyloïdose est une affection généralisée et les dépôts d'amyloïde se retrouvent dans presque tous les organes. En général on ne trouve pas les anomalies anatomo-pathologiques classiques chez des patients atteints d'amyloïdose portugaise. Dans quelques cas on a trouvé une hypertrophie du cœur et même des nodules dans les valvules du cœur. L'observation la plus importante dans les autopsies est le mauvais état de nutrition. Par contre, l'on trouve des dépôts amyloïdiques surtout dans les vaisseaux, le tissu conjonctif, les fibres musculaires lisses. Les enveloppes du système nerveux central sont atteintes de façon intense, de même que les nerfs rachidiens et les nerfs crâniens, les ganglions rachidiens, le système sympathique. Le rein, le tube digestif, le cœur, les testicules et les ovaires sont également atteints.

Dans le foie, la rate et les surrénales, les altérations sont limitées aux vaisseaux. Dans le système nerveux central les dépôts se retrouvent surtout dans les envelop-pes méningées et dans les vaisseaux. Des dépôts dans le système nerveux central proprement dit sont rares. Fait important à noter: la présence de ces dépôts ne provoque pratiquement aucune réaction. Nous avons trouvées des reaction cellulaires en relation avec la présence de substance amyloïde, consistent en proliférations des cellules de Schwann et de la neuroglie. Au contraire, on observe pas, pratiquement de reactions dans l'amyloïdose secondaire.

## Summary

Investigations were carried out in 10 complete autopsies and approximately 100 biopsies. Amyloidosis is a generalised affection and amyloid deposits are present in allmost all organs. Generally the classical pathological changes do not occur in patients suffering from Portuguese amyloïdosis. In some cases cardial hypertrophy, and even nodules in the cardial valves, may be no-ticed. The most important observation made at general autopsies is the mal-nutrition of the patients. On the other hand, amyloid deposits are to be found especially in vessels, connective tissue, and in non-striated muscles. The investi-tures of the central nervous system, spinal and cranial nerves, spinal ganglia and the sympathetic nervous system, likewise kidney, digestive system, heart, testicles, and ovaries are seriously affected.

In liver, spleen and adrenal glands the changes are restricted to the vessels. In the central nervous system amyloid is deposited especially in the meningeal investitures and in the vessels. Deposits in the central nervous system proper are rare. It should be specifically emphasized that these deposits practically do not cause any reactions. We found tissue reactions in relation to the deposits of amyloid, such as proliferation of Schwann and neuroglia cells. In contrast we did not notice tissue reactions in cases of secondary amyloïdosis.

## Bibliographie

Adams, R. D., D. Denny-Brown and C. M. Pearson: Diseases of Muscle. New York 1953.

Adlersberg, D., and J. Schein: Clinical and pathologic studies in sprue. J. Amer. med. Ass. **134**, 1459 (1947).

Andrade, C.: Note préliminaire sur une forme particulière de neuropathie périphérique. Rev. neurol. **85**, 302 (1951).

— Peculiar form of peripheral neuropathy, familiar atypical generalized amyloidosis with special movement of peripheric nerves. Brain **75**, 408 (1952).

Belokrenizky, S.: De la degénérescence amyloide de nerfs. Dissertation. Genève 1911.

Bogaert, L. van: Etude histopathologique d'une observation d'arthropathie mutilante symétrique familiale. Acta neurol. belg. **53**, 37 (1953).

— Essai de classement et d'interprétation de quelques acro-ostéolyses mutilantes et non mutilantes actuellement connues. Acta neurol. belg. **53**, 90 (1953).

Boveri, P.: De la névrite hypertrophique familiale (type Pierre Marie). Sem. méd. (Paris) **30**, 145 (1910).

Bruyn, B. S. de, and R. O. Stern: A case of the progressive hypertrophic polyneuritis of Dejennie and Sottas with pathological examination. Brain **52**, 84 (1929).

Budd, J. W.: Primary amyloid disease of heart; report of case. Amer. J. Path. **10**, 299 (1934).

Courter, W. T., and R. E. Reichert jr.: Primary Systemic Amyloidosis Mimicking Chronic Constrictive Pericardial Disease. Circulation **2**, 441 (1950).

Dahlin, D. C.: Primary amyloidosis with report of 8 cases. Amer. J. Path. **25**, 105 (1949).

— Amyloidosis. Proc. Mayo Clin. **24**, 637 (1949).

Denny-Brown, D.: Hereditary sensory redicular neuropathy. J. Neurol. Neurosurg. Psychiat. **14**, 237 (1951).

Divry, P.: Considérations sur l'vieillissement cérébral. Livre Jubilaire du 50ème Anniversaire de la Société Belge de Neurologie 123 (1948).

Ensign, W. G., and N. D. Minot: Macroglossia as manifestation of primary systemic amyloidosis; report of case. J. Amer. med. Ass. **149**, 136 (1952).

Findley, J. W., and W. Adams: Primary systemic amyloidosis, simulating constrictive pericarditis with steatorrhea and hyperesthesia. Arch. intern. Med. **81**, 342 (1948).

Furtado, D., A. Goncalves e O. Carvalho: Paramiloidose de forma nevritica. J. Méd. (Porto) **16**, 705 (1952).

Gerber, I. E.: Amyloidosis of bone marrow. Arch. Path. **17**, 621 (1934).

Golden, A.: Primary systemic amyloidosis of alimentary tract. Arch. intern. Med. **75**, 413 (1945).

Hartney, J., B. Biedermann, J. M. Blumberg and C. L. Leedham: Primary systemic amyloid disease. Arch. Path. **47**, 598 (1949).

Humphreys, E. M.: Atypical Amyloidosis. Arch. Path. **17**, 134 (1934).

Iverson, L., and A. B. Morrison: Primary systemic amyloidosis. Arch. Path. **45**, 1 (1948).

Jones, R. S., and D. B. Frazier: Primary cardiovascular amyloidosis; its clinical manifestation, pathology and histogenesis. Arch. Path. **50**, 366 (1950).

Josselson, A. J., R. D. Pruitt and J. E. Edwards: Amyloid disease of heart. Med. Clin. N. Amer. **34**, 1137 (1950).

Kantarjian, A. D., and R. N. de Jong: Familial primary amyloidosis with nervous system involvement. Neurology **3**, 399 (1953).

Kernohan, J. W., and H. W. Woltman: Amyloidneuritis. Arch. Neurol. Psychiat. (Chic.) **47**, 132 (1942).

Koletsky, S., and R. M. Stecher: Primary systemic amyloidosis, involvement of cardiac valves, joints and bones with pathologic fracture of femur. Arch. Path. **27**, 267 (1939).

Königstein, H., u. E. A. Spiegel: Muskelatrophie bei Amyloidose. Z. ges. Neurol. Psychiat. **88**, 220 (1924).

Krücke, W.: Ödem- und seröse Schädigung im peripheren Nerven. Virchows Arch. path. Anat. **308**, 1 (1942).

— Über atypische Amyloidosen im Bereich des Nervensystems. Arch. Psychiat. Nervenkr. **185**, 165 (1950).

Larsen, R.: Prophylactic vaccination against diphtheria with diphtheria anatoxin. Amer. J. Path. **6**, 147 (1930).

LINDSAY, S., and W. F. KNORP: Primary systemic amyloidosis. Arch. Path. **39**, 315 (1945).

LÖWENBERG-SCHARENBERG, K., and R. C. BASSET: Amyloid degeneration of human brain following x-ray therapy. J. Neuropath. exp. Neurol. **9**, 93 (1950).

LUBARSCH, O.: Zur Kenntnis ungewöhnlicher Amyloidablagerungen. Virchows Arch. path. Anat. **271**, 867 (1929).

MARINESCU, G.: Sur une affection particulière simulant, au point de vue clinique, la sclérose en plaques et ayant pour substratum des plaques de type senile spécial. Arch. roum. Path. exp. **4**, 41 (1931).

NAVASQUEZ, S. DE, and H. A. TREBLE: A case of primary generalized amyloid disease with involvement of the nerves. Brain **61**, 116 (1948).

NEWMAN, W., and A. S. JACOBSON: Paraplegia and secondary amyloidosis; report of 6 cases. Amer. J. Med. **15**, 216 (1953).

ORLOFF, J., and L. FELDER: Primary systemic amyloidosis; jaundice as rare accompainment. Amer. J. med. Sci. **212**, 275 (1946).

OSTERTAG, B.: Z. menschl. Vererb.- u. Konst.-Lehre **30**, 105 (1950).

PETERS, G.: Spezielle Pathologie der Krankheiten des zentralen und peripheren Nervensystems. Stuttgart 1951.

— Stoffwechselstörungen und Zentralnervensystem. Dtsch. Z. Nervenheilk. **169**, 446 (1953).

PIMENTEL, C., e A. DUARTE: Uma técnica para a impregnação e resultados duma série de 134 casos de Siroidectomia sub-total, sun mortalidade. Gaz. méd. port. **5**, 365 (1952).

POCOCK, D. S., and J. DICKENS: Paramyloidosis with diabetes mallitus and gastrointestinal hemorrhage. New Engl. J. Med. **248**, 359 (1953).

RUKAVINA, J. G., W. D. BLOCK, C. E. JACKSON, H. F. FALLS, J. H. CAREY and A. C. CURTIS: Primary systemic amyloidosis: review and experimental genetic and clinical study of 29 cases with particular amyloidosis on familiar form. Medicine (Baltimore) **35**, 239 (1956).

SILVA HORTA, J. DA: Pathologische Anatomie der portugiesischen Paramyloidosenfälle, mit besonderer Bevorzugung des peripheren Nervensystems. Acta neuroveg. (Wien) **12**, 105 (1955).

—, and M. R. DIASBOELHO: Localisations de substance myloïde dans le Système Nerveux Central. Arch. De Vecchi Anat. pat. **31**, 163 (1960).

STRICH, S. J., and G. WADE: Primary amyloidosis presenting with peripheral neuritis and intractable heart-failure. Lancet **265**, 70 (1953).

WARREN, S.: Generalized amyloidosis of muscular systems. Amer. J. Path. **6**, 161 (1930).

WILEY, A. T., R. R. TEETER and T. C. SCHNABEL: Rupture of spleen in primary amyloidosis; report of case. Med. Clin. N. Amer. **35**, 1841 (1951).

WOHLWILL, FR.: Formas atipicas da amiloidose. Amat. lusit. **1**, 373 (1942).

WOLF, H. DE, and B. E. CLARKE: Primary Amyloidosis. Report of a case. Amer. J. clin. Path. **20**, 165 (1950).

Prof. Dr. DA J. SILVA HORTA,
Instituto de Anatomia Patologica da Faculdade de Medicina, Lisboa, Portugal

Acta Neuropathologica, Suppl. II, 66—71 (1963)

Instituto de Anatomia Patologica da Faculdade de Medicina de Lisboa
(Dir.: Prof. Dr. J. DA SILVA HORTA)

# Attempt of Histochemical Characterisation of Paramyloid

By

HELENA LEVY KAHN and JACQUELINE COSTA SANTOS

In this first part of our report we would like to show how paramyloid behaves when several histochemical methods are used. In a special report some findings of biopsies with enzymatic methods will be demonstrated.

We used autopsy formaline fixed material—1 case of typical and 3 of atypical—Portuguese amyloidosis. Liver, spleen, kidney, intestine, and myocardium of both, nerves, spinal cord, brain and skin of paramyloidosis alone were examined.

The choice of methods we used is not based on our own experience but the result of what we have learned at different Institutes we visited. The observations are still incomplete—done in a limited period of time—and need to be continued.

If most of our findings are similar to those described by others, they show also variations. These variations, often seen in different papers, may be explained by different techniques or different organs examined, but they may also express a variation in chemical constitution of amyloid confirmed by chemical analysis. These differences in reaction appear also in our findings when different organs were examined.

Few papers are dealing with primary amyloidosis considering the histochemical characterisation; usually material from typical amyloidosis was used.

We tried to establish:

1. Common characteristics of paramyloid;
2. Differential characteristics between amyloid and paramyloid;
3. Differential characteristics of paramyloid in different organs.

*The most common histochemical characteristics of paramyloid*

1. PAS, blocked by acetylation and positive again after de-acetylation. Unaltered after bisulfite, acid hydrolysis, hyaluronidase and generally after diastase. It is lightly weaker after peptic digestion.

2. With toluidine blue a weak orthrochromasia is generally observed, with concentrated toluidine blue and at high temperatures a strong orthochromasia. The latter is also observed after acid hydrolysis and hyaluronidase; sometimes also a weak metachromasia is found. Metachromasia is a constant finding when toluidine blue is preceded by pepsin and is also frequent after sulphation.

Metachromasia due to crystal violet is constant. It is blocked by methylation, restored after saponification and not altered by acetylation, diastase, hyaluronidase, peptic digestion and acid hydrolysis.

Hale reaction is generally positive; alcian blue negative with few exception. Aldehyde fuchsine-alcian blue and alcian blue-aldehyde fuchsine gave generally a pink color.

3. Isoelectric point is between 5 and 6 for amyloid, 6—7 for paramyloid. Coupled tetrazonim, ninhydrine-Schiff, Millon and alkaline tetrazolium reactions are weakly positive, the first usually negative after benzoilation; rosindole reaction for tryptophane is always positive; Sakagughi negative. Bial reaction for neuraminic acid is usually purple in amyloid and red in paramyloid.

4. The greatest difference in relation of what has been described is found when reactions for lipids were done: They are said to be negative or only weakly positive. Oil red O is weakly positive, stronger after peptic digestion, Sudan black and Smith Dietrich are generally positive, Schultze reaction and reaction for free cholesterol negative.

It is generally accepted that amyloid contains one or more proteic and one or more glucidic fractions. A lipid content is only defended by very few authors.

There seems to be no doubt about the existence of a glucidic fraction; only exceptionally its existence has been denied by chemical analysis. Its characterisation has been very much discussed, specially in relation with metachromasia of amyloid interpretation. Without going into the problem of true and false metachromasia, we may resume the problem as follows: With toluidine blue metachromasia is generally absent, with crystal violet it appears to be constant.

The lack of metachromasia with toluidine blue has been explained by a reduced number of anionic groups (CARNES and FORKNER) or block and competition by a proteic fraction (WINDRUM and KRAMER). Its appearance after peptic digestion is due, following these authors, to masked sulphated polysaccharides.

The predilection of amyloid for crystal violet is explained by some (AVRY) by a stronger affinity of the acid groups, a non-ionic binding is defended by others (CARNES). Others finally (BRAUNSTEIN) interprete as demonstrating carboxilated polysaccharides.

These glucidic fractions have been considered as seric glycoprotein and (or) originated from the fundamental ground substance (LARSEN). It is supposed to contain hexamine (PFEIFFER; GILES and CALKINS). For some it contains sulphated groups (ODDI; KRAKOW; HASS; EHRSTRÖM; MEYER), which is denied by others.

The proteic fraction has been considered to be a $a$ or $a$-$\beta$-globulin (VASQUEZ; WAGNER), having a collagen or a tecidular origin (AVRY). Its character is acid for some (LETTERER), basic for others (EPPINGER and HAITINGER). It contains arginine and tyrosine (EPPINGER; OBIDITSCH) — not confirmed by others (MAYEDA), histidine (EPPINGER), also contested by others (MAYEDA), neuraminic acid (DIEZEL), no cystine, small amounts of phosphor and sulfur.

RANDERATH is one of the few who admits the presence of lipids. Exceptionally esters of cholesterol have been found (LETTERER and HAITINGER).

## General Conclusions

### Common characteristics of paramyloid

From our histochemical studies it can be concluded that there seems to be a *glucidic* fraction with free 1—2 glycol groups. This fraction, based on the results with peptic digestion, does seem to exist, to a certain extent, in combination with a proteic fraction. Besides this a second acid carbohydrate fraction seems to be present. Its characteristic vary widely within the organs. It has been discussed whether this acid mucopolysaccharide contains carboxyl, phosphates or sulphated groups. Our studies seem to show, besides the existence of a free weak acid muco-polysaccharide, another stronger, perhaps sulphated acid mucopolysaccharide (WINDRUM and KRAMER), which exists generally in combination with a proteic or glycoproteic fraction. Only exceptionally a free sulphated acid mucopolysaccharide was observed if really this can be identified by the alcian blue-aldehyde fuchsine method of SPICER. These results are consistent with the results of chemical analysis where both sulphated and carboxylated groups were identified.

We can confirm the existence of a *proteic fraction* characterized by an isoelectric point between 6 and 7, by some free $NH_2$ groups, trytophane, small content in thyrosine, no arginine or histidine and sparsely distributed SH and SS groups, and presence of neuraminic acid. But again there are some variations within the organs.

As already mentioned the reaction for *lipids* is usually said to be negative. At least in Portuguese paramyloid a lipic fraction seems to exist in combination with a proteic fraction. No cholesterol and esters are found. Phospholipids are always present.

### Differential characteristics between amyloid and paramyloid

The differential characteristics between amyloid and paramyloid seem to be very small. The carbohydrate fraction of paramyloid is more resistent to diastase than that of typical amyloidosis.

The connection between proteic and stronger acid mucopolysaccharide fraction is looser in secondary than in primary amyloidosis.

The content in tyrosine and in free $NH_2$ groups of some organs in paramyloid-osis can be very small. Content of neuraminic acid seems to be a little higher in amyloid than in paramyloid and its isoelectric point is somewhat lower.

### Differential characteristics of paramyloid in different organs

The resistance of the glucidic fraction to diastase seems to vary widely within the different organs. Accumulation of the intestine and sometimes of liver, spleen and spinal cord are less resistent. Liver, intestine, myocardium amongst others show an increase of PAS reaction after hyaluronidase.

The behavior of the free acid mucopolysaccharide fraction varies very much in the different organs. One may observe metachromasia after diluted toluidine blue, Larsen, with or without acid hydrolysis and hyaluronidase. Interstitium of kidney, for instance, is always metachromatic according to LARSEN. An increased meta-chromasia with crystal violet after hyaluronidase can be observed in the liver, spleen and intestine.

Accumulations of the spinal cord and brain are the only ones stained with alcian blue. It is possible that those in the spinal cord contain free sulphated poly-saccharides.

The constitution of the proteic fraction can also be different in several organs: the isoelectric point of the accumulation of paramyloid in the liver, for instance was found to be between 8 and 9. Thyrosine may be absent in the liver, intestine, myocardium and brain, $NH_2$ groups in the kidney and intestine, SH and SS groups in liver and spinal cord. Some histidine, for those who admit that it can be shown after benzoilation, seems to exist in spleen, kidney and spinal cord. Arginine was only observed at the myocardium and spinal cord.

Accumulations in the brain are free of phospholipids.

I would like to stress again that this is only a preliminary report. Looking back on our attempt we are aware that more cases of amyloid should be examined in comparison with the Portuguese paramyloid cases and, on the other hand, more controls in the digestion methods are needed.

## Summary

In this paper the authors have attempted to define the common characteristics of paramyloidosis, to establish the differential diagnosis between amyloid and paramyloid, and, finally, to find out whether there exist any differences among the paramyloid deposits in various organs.

These histochemical studies have proved that amyloid contains glucidic and proteic substances. On the other hand, practically no free lipids are to be found. The histochemical differences between amyloid and paramyloid are slight. It is possible that the resistance of the glucidic fraction to certain diastases varies according to the organ concerned.

Likewise, the constitution of the proteic fraction as established by the investigations on amino-acids or by the definition of the isoelectric point, may differ with the case.

## Résumé

Dans ce travail les auteurs ont surtout essayé de préciser les caractéristiques communes de la paramyloïde, de faire le diagnostic différentiel entre l'amyloïde et la paramyloïde et enfin de rechercher s'il existaitent des différences entre les dépôts paramyloïdiques des différents organes.

Ce travail histochimique a permis de montre que l'amyloïde contient des substances mucidiques et protidiques. Il n'y a par contre pratiquement pas de lipides libres. Il y a peu de différences histochimiques entre l'amyloïde et la paramyloïde. Il est possible que la résistance de la fraction mucidique à certaines diasthases varie suivant l'organe considéré.

La constitution de la partie protidique telle qu'elle a pu être établie par la recherche d'acides aminées ou par la définition du point isoélectrique, peut être également différente suivant le cas.

## Literatur

Avry, L., et Ch. Sors: Etude histochemique de la substance amyloïde. Acta histochem. (Jena) **6**, 77 (1958/59).

Becker, V.: Paraprotein-Kristalle. Zugleich ein Beitrag zur histoenzymatischen Untersuchungstechnik. Zbl. allg. Path. path. Anat. **90**, 81 (1953).

Braunstein, H., and L. Buerger: A study of the histochemical and staining characteristics of amyloid. Amer. J. Path. **35**, 791 (1959).

Carnes, W. H., and B. R. Forker: The metachromasa of amyloid. J. Histochem. Cytochem. **2**, 469 (1954).

— — Metachromasia of amyloid. Lab. Invest. **5**, 21 (1956).

Cohen, A. S., E. Calkins and C. I. Levene: Studies on experimental amyloidosis. Analysis of histology and staining reactions of casein induced amyloidosis in the rabbit. Amer. J. Path. **35**, 971 (1959).

DIEZEL, P. B.: Bestimmung der Neuraminsäure im histologischen Schnittpräparat. Naturwissenschaften 42, 487 (1955).

DIVRY, R., et M. FLORKIN: Sur les propriétés optiques de l'amyloïde. C. R. Soc. Biol. (Paris) 97, 808 (1927).

DUFF, G. L., and E. G. D. MURRAY: Primary systemic amyloidosis. Amer. J. med. Sci. 228, 317 (1954).

EPPINGER, H.: Zur Chemie der amyloiden Entartung. Biochem. Z. 127, 107 (1922).

FRANKE, R., u. H. ZIMMERMANN: Über Paramyloidose. Ärztl. Wschr. 10, 173 (1955).

GILES, R. B., and E. CALKINS: Studies of the composition of secondary amyloid. J. Histochem. Cytochem. 3, 405 (1955).

GOSSNER, W., G. SCHNEIDER, M. SIESS u. H. STEGMAN: Morphologisches und humorales Stoffwechselgeschehen in Leber, Milz und Blut im Verlauf der experimentellen Amyloidose. Virchows Arch. path. Anat. 320, 326 (1951).

GUEFT, B.: The in situ absorption of hyalin, fibrinoid and amyloid substances. Amer. J. Path. 35, 677 (1959).

HAITINGER, M., u. P. GEISER: Über ein neues Fluorochromierungsverfahren und seine Anwendung. Virchows Arch. path. Anat. 312, 116 (1944).

HANSSEN, O.: Ein Beitrag zur Chemie der Amyloidentartung. Biochem. Z. 13, 185 (1908).

HASS, G., and R. Z. SCHULZ: Amyloid. I. Methods of isolating amyloid from other tissue elements. Arch. Path. 30, 240 (1940).

HIGHMAN, B.: Improved methods for demonstrating amyloid in paraffin sections. Arch. Path. 41, 559 (1946).

JOHANNSON, G. A., and H. H. PFEIFFER: On the amyloid congo-red complex in histological sections and the genesis of the amyloid substance. Acta anat. (Basel) 20, 285 (1954).

KING, L. S.: Atypical amyloid disease with observation on a new silver stain for amyloid. Amer. J. Path. 24, 1095 (1948).

KRAMER, H., and G. M. WINDRUM: Sulfation technique in histochemistry with special reference to metachromasia. J. Histochem. Cytochem. 2, 196 (1954).

— — The metachromatic staining reaction. J. Histochem. Cytochem. 3, 227 (1955).

KRAWKOW, N. P.: Beiträge zur Chemie der Amyloidentartung. Naunyn-Schmiedeberg's Arch. exp. Path. Pharmak. 40, 195 (1898).

KALETSKY, S., and R. M. STECHER: Primary systemic amyloidosis. Arch. Path. 27, 277 (1939).

LARSEN, B.: Glicoprotein in secondary amyloid deposits. Acta rheum. scand. 3, 30 (1957).

— Metachromasia of amyloid with toluidine blue. Acta path. microbiol. scand. 42, 265 (1958).

— Metachromasia inhibiting components in amyloid. J. Histochem. Cytochem. 6, 181 (1958).

LEOPOLD, E.: Untersuchung über die Mikrochemie und der Genese des Amyloids. Beitr. path. Anat. 64, 677 (1959).

LETTERER, E.: Die Amyloidose im Licht neuer Forschungsmethoden. Dtsch. med. Wschr. 75, 15 (1950).

— Entwicklungslinien der Amyloidforschung. Arch. De Vecchi path. Anat. 31, 303 (1960).

— W. GEROK u. G. SCHNEIDER: Vergleichende Untersuchungen über den Aminosäurenbestand vom Serum-Eiweiß, Lebereiweiß, Amyloid, Hyalin und Kollagen. Virchows Arch. path. Anat. 327, 327 (1955).

MALLORS, R. C.: Analytic pathology. New observations on the pathogenesis of glomerulonephritis, lipid nephrosis, periarteritis nodosa and secondary amyloidosis. Amer. J. Path. 32, 455 (1956).

MEYER-ARENDT, J.: Zur Frage der Färbbarkeit des Amyloids. Klin. Wschr. 30, 759 (1952).

MISSMAHL, H. P.: Histochemische Versuche an der Amyloidsubstanz. Virchows Arch. path. Anat. 318, 518 (1950).

— Die am Amyloid vorkommende Doppelbrechung. Acta anat. (Basel) 25, 73 (1955).

—, u. M. HARTWIG: Polarisationsoptische Untersuchungen an der Amyloidsubstanz. Virchows Arch. path. Anat. 324, 489 (1953).

MOORE, R. D., and M. D. SCHOENBERG: Low temperature sulfation of tissues and the demonstration of metachromasia. Stain Technol. 32, 245 (1957).

NEUBERG: Über Amyloid. Verh. dtsch. Ges. Path. 8, 19 (1904).

OBIDITSCH-MAYER, I.: Über einen Fall von Paramyloidose und das Ergebnis seiner chemischen Analyse. Frankfurt. Z. Path. 57, 492 (1943).

ODDI, R.: Über das Vorkommen von Chondroitinschwefelsäure in der Amyloidleber. Naunyn-Schmiedeberg's Arch. exp. Path. Pharmak. **32**, 376 (1894).

PFEIFFER, H.: Zur topochemischen Analyse von Amyloidablagerungen auf Glycoproteid. Acta histochem. (Jena) **8**, 97 (1959).

RANDERATH, E.: Zur path. Anatomie der sogenannten Amyloidnephrosis. Virchows Arch. path. Anat. **314**, 388 (1947).

RICHTER, G. W.: The resorption of amyloid under experimental conditions. Amer. J. Path. **30**, 239 (1954).

ROMHANY, G.: Über die submikroskopische Struktur des Amyloids. Zbl. allg. Path. path. Anat. **80**, 411 (1943).

— Zur Frage der submikroskopischen Struktur des Amyloids. Zbl. allg. Path. path. Anat. **95**, 130 (1956).

SEITELBERG, F.: Polarisationsoptische Phänomene der Amyloid-Diasofarbstoff-Komplexe. Naturwissenschaften **45**, 40 (1958).

SPICER, S. S.: Histochemical differentiation of acid mucopolysaccharides by means of combined aldehyde-fuchsine-alcian blue staining. Amer. J. clin. Path. **33**, 453 (1960).

TEILUM, G.: Period acid-schiff-positive reticuloendothelial cells producing glycoprotein. Functional significance during formation of amyloid. Amer. J. Path. **32**, 945 (1956).

— Pathogenesis of amyloidosis in the light of recent cytochemical investigations. Acta rheum. scand. **3**, 164 (1957).

UEBEL, H., u. E. UROMOWA: Über morphologische färbbare Eiweißstoffwechselstörungen bei einem solitären Plasmozytom des Knochens. Frankfurt. Z. Path. **63**, 52 (1952).

VASSAR, P. S., and CH. F. A. CULLING: Fluorescent stains, with special reference to amyloid and and connective tissue. Arch. Path. **68**, 487 (1959).

VAZQUEZ, J. J., and F. J. DIXON: Immunohistochemical analysis of amyloid by the fluorescence technique. J. exp. Med. **104**, 727 (1956).

— — Studies on the immuno histochemical composition of inflammatory and degenerative lesions. Amer. J. Path. **32**, 615 (1956).

WAGNER, B.: Histochemical studies of fibrinoid substances and other abnormal tissue proteins. I. The application of Roque's chromotrope stain. Arch. Path. **59**, 58 (1955).

— Histochemical studies of fibrinoid substances and other abnormal tissue proteins. Effect of fibrinolytic enzymes. Arch. Path. **59**, 63 (1955).

— Electrophoretic analysis of amyloid. Amer. J. Path. **31**, 573 (1955).

— Histochemical studies of fibrinoid substances and other abnormal tissue protein. Arch. Path. **60**, 221 (1955).

WINDRUM, G. M., and H. KRAMER: Some observations on the histochemical reactions of amyloid. Arch. Path. **63**, 373 (1957).

Dr. HELENA LEVY KAHN, present address:
Pennsylvania Hospital, Department for Sick and Injured, Ayer Clinical Laboratory,
Eights and Spruce Street, Philadelphia 7, Pennsylvania (USA)

Acta Neuropathologica, Suppl. II, 72—73 (1963)

Instituto de Anatomia Patalogica da Faculdade de Medicina de Lisboa
(Dir.: Prof. Dr. J. DA SILVA HORTA)

# Enzymatic Activity of Gastric, Intestinal and Hepatic Biopsies in Paramyloidosis

By

HELENA LEVY KAHN and JACQUELINE COSTA SANTOS

In this second part of our report we would like to present some of our findings of biopsies of paramyloidosis when enzymatic methods were used. The number of cases observed is still too small to draw definitive conclusions.

Biopsies of stomach, intestine and liver were examined, fixed in cold neutralized formaline and cut by a freezing microtome. The activity of non-specific alkaline phosphatase, ATPase, 5 nucleotidase, acid phosphatase, non-specific esterase, DPNase and TPNase were determined.

Thus we examined 9 gastric biopsies — 5 of the fundus and 4 of the pylorus, 1 intestinal and 5 hepatic biopsies. Paramyloid could be demonstrated by Congo red in all gastric and in 2 hepatic biopsies.

In comparison with our control cases we found the following differences: In *gastric biopsies* there seem to be in most cases a decrease of activity in DPNase in the *chief cells*, parietal cells may show weaker content in non-specific esterase, in *vessels* a decrease in DPNase and TPNase activity can be observed and the interstitial tissue and smooth muscular fibres can show a reduction of activity in DPNase in comparison with the controls. Reduction of activity seems to be more pronounced at the *pylorus*. Thus *mucus secreting cells* show a decrease in acid phosphatase, non-specific esterase, DPNase and TPNase activity, *chief cells* in acid phosphatase and *parietal cells* in non-specific esterase. In the *vessels* a reduction in 5 nucleotidase and TPNase activity can be observed, in the interstitial tissue decrease of 5 nucleotidase, acid phosphatase and TPNase and finally at the smooth muscular fibres a reduction of 5 nucleotidase was observed.

One case, in which the digestive disorders were more pronounced, shows in the fundic biopsy a reduction of activity in the *chief cells* in acid phosphatase, non-specific esterase, DPNase and TPNase at the *interstitial tissue*. In the pyloric biopsy reduction of non-specific esterase activity in the mucus secreting cells and interstitial tissue and of 5 nucleotidase activity in the smooth muscular fibres was found.

The enzymatic picture of our only case of intestinal biopsy corresponds with those described in normal mucosa. Clinically however a deficient absorption of fat and chylose was observed, as Dr. RIBEIRO DE ROSARIO has already mentioned.

The variation in our hepatic biopsies in relation to the controls is usually small. *Hepatic cells* may show a slight decrease in non-specific esterase and TPNase activity, *Kupffer cells, sinusoids* and *bile canaliculi* in acid phosphatase, *bile ducts* in DPNase, *portal veins* in DPNase and TPNase activity and *portal connective tissue* in ATPase. Again exceptionally, findings different from those exposed can be found.

We hope to complete our study using more cases, including some of fresh frozen material, and trying other enzymes besides those employed.

Dr. HELENA LEVY KAHN, present address:
Pennsylvania Hospital, Department for Sick and Injured, Ayer Clinical Laboratory, Eights and Spruce Street, Philadelphia 7, Pennsylvania (USA)

Acta Neuropathologica, Suppl. II, 74—93 (1963)

Aus dem Neurologischen Institut (Edinger-Institut) der Universität und dem Max Planck-Institut für Hirnforschung, Frankfurt a. M.

# Zur pathologischen Anatomie der Paramyloidose

Von

WILHELM KRÜCKE

Mit 12 Textabbildungen

Seit VIRCHOW und ROKITANSKY ist die Amyloidose eines der durch morphologische Untersuchungen gestellten, ungelösten Probleme der pathologischen Anatomie. Weder die cellularpathologische noch die humoralpathologische Betrachtungsweise konnte bisher die Ätiologie und die Pathogenese der verschiedenartigen Erscheinungsformen der Amyloiderkrankung endgültig aufklären.

Der Fortschritt in der pathogenetischen Deutung dieser eigenartigen Stoffwechselstörung ist eng an die frühzeitige klinische Diagnose und die klinischen, biochemischen und biophysikalischen Befunde in ihrer Beziehung zum Krankheitsverlauf gebunden. Dies setzt die Kenntnis der Krankheitsbilder in der Klinik und die Abgrenzung klinisch-anatomischer charakteristischer Erscheinungsformen voraus, wie sie seit vielen Jahren versucht wurde.

PARKES WEBER et al. bezeichneten 1937 die damals bei ,,atypischen Amyloidosen" bekannte Kombination von *Makroglossie, myotonischer Starre der Muskulatur* und *sklerodermieähnlichen Hautveränderungen* als ,,Lubarsch-Pick-Syndrom". Dieses Syndrom umfaßt jedoch ebensowenig wie die Charcotsche Trias bei der multiplen Sklerose alle klinischen Manifestationen der Paramyloidose. Eine Zusammenfassung über die verschiedenen klinisch-anatomischen Erscheinungsformen wurde 1959 mitgeteilt[1].

Die neuralen Formen der Paramyloidose mit klinischen Symptomen kommen in etwa 10—15% der bisherigen Beobachtungen vor, am häufigsten als *Amyloidneuropathie*, während die *Amyloidencephalopathie* oder -*myelopathie* zu den ausgesprochen seltenen Lokalisationen gehören; sie sind ohne den Vergleich mit anderen Manifestationsformen nicht zu verstehen und in eine natürliche Ordnung zu bringen.

Als Ordnungsprinzip kann der histopathologische Befund einer prädilektiven Beteiligung bestimmter Gefäßstrecken sowie die nach Form und Ausbreitung verschiedene Amyloidablagerung in den Organen und Geweben dienen.

Die typische, allgemeine Amyloidose zeigt bekanntlich eine pericapilläre Ablagerung mit Bevorzugung von Milz und Leber. Bei der Paramyloidose ist das morphologische Bild durch umschriebene knoten- oder knötchenförmige Amyloidherde in muskelhaltigen Arterien und Venen, Organen und Geweben charakteri-

---

siert. Daraus ergibt sich die nachstehende Einteilung der verschiedenen Amyloidoseformen des Menschen:

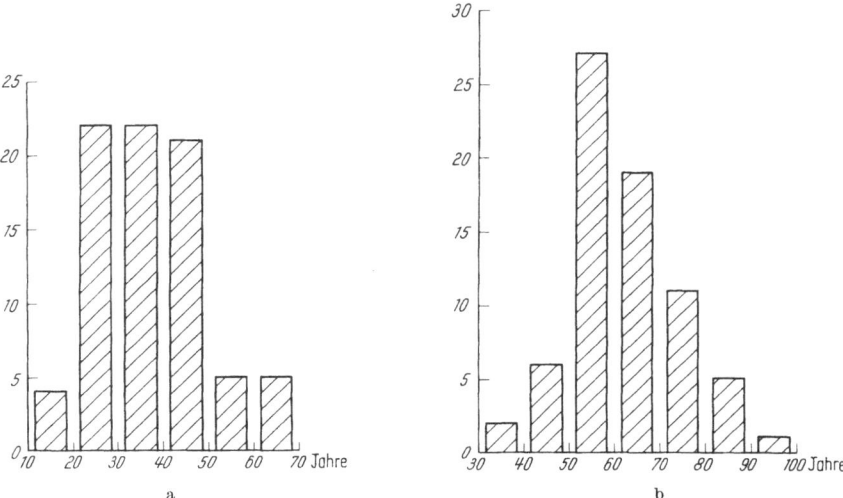

Abb. 1. a Altersverteilung der allgemeinen Amyloidose nach HÄRTTER (1949); b Altersverteilung der Paramyloidose nach KELLER (1955)

A. Typ I  *Allgemeine Amyloidose*          Sagomilztyp
         (sekundäre Amyloidose)            Schinkenmilztyp
B. Typ II *Paramyloidose*                  generalisiert
         (primäre Amyloidose)              lokalisiert
C. *Übergangsformen* (atypische Amyloidose).

Außer der ungeklärten Herkunft der Amyloidsubstanz bleiben die Gründe für den verschiedenen Ablagerungstyp rätselhaft. Warum erfolgt die Ablagerung bei der einen Form pericapillär in Leber und Milz, während bei der anderen sonst verschonte Organe wie Herz, Magen, Darm und große Gefäße befallen werden? Bisher ließ sich nur eine deutliche Relation der beiden typischen Amyloidosen zum Lebensalter ermitteln (Abb. 1 a und b). Da zahlreiche Übergangsformen allgemeine Amyloidose und Paramyloidose verbinden, außerdem die färberischen und chemischen Reaktionen keine Differenzierung der bei beiden abgelagerten Substanzen ermöglichen, sprechen wir nur von Amyloid und verzichten auf die Bezeichnung „Paramyloid". Ob die Struktur des Amyloids, seine Herkunft oder die pathogenetischen Mechanismen der Ablagerung für die einzelnen Formen verschieden sind, muß zunächst dahingestellt bleiben.

Eine solche auf der rein deskriptiven Methode beruhende Einteilung behält ihren Wert für die klinisch-anatomische Differenzierung und Diagnostik, auch wenn wir mehr als heute über die Entstehung der Amyloidsubstanz, ihre chemische Zusammensetzung und die Gründe für ihre verschiedenartige Ablagerung wüßten. Die sehr deutlichen Spuren der Amyloiddepots und der meist langsame Verlauf der Gewebsschädigung lassen die Topik der Veränderungen leichter als bei vielen anderen Erkrankungen den klinischen Symptomen zugrunde legen.

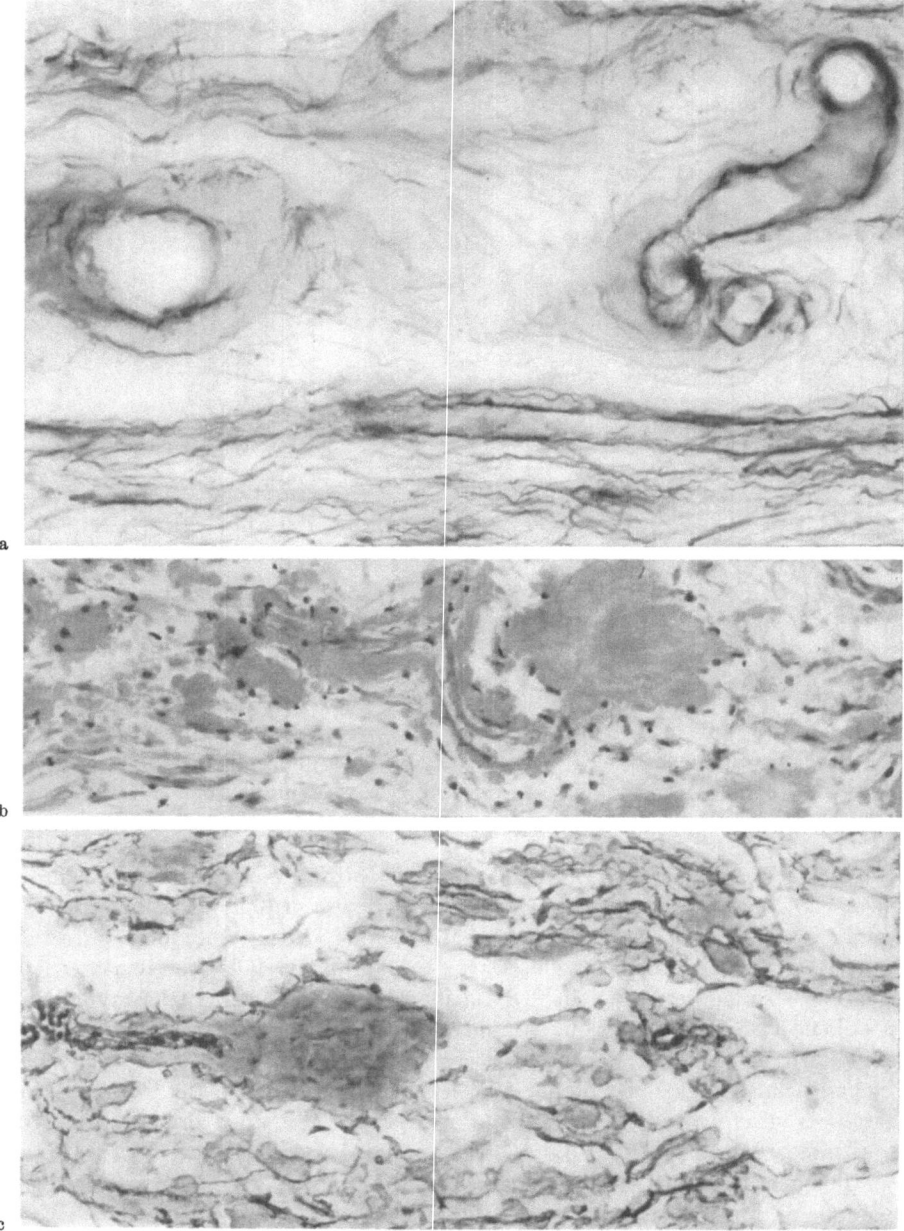

a

b

c

Abb. 2a—c. *Amyloidneuropathie.* a Dorsale Spinalwurzel (lumbal): Sektorförmige Auftreibung der Wand präcapil-
lärer Gefäße und Schwund der retikulären Fibrillen. Hochgradige ödematöse Verbreiterung des endo-perineuralen
Spaltraumes, leichte Dissoziation der längsgerichteten endoneuralen retikulären Fasern (Silberimprägnation nach
Perdrau); b Wurzelnerv (nerf radiculaire NAGEOTTEs): Perivasculäre, streifen- und knötchenförmige Amyloidose
eines endoneuralen sinusoidalen Gefäßes. Zahlreiche Amyloidablagerungen verschiedener Form und Größe innerhalb des aufgelockerten Interstitiums zwischen den Nervenfasern. Geringe zellige Reaktion am Rand der größeren
Amyloiddepots (PAS-Färbung); c Nervus ischiadicus: Streifen- und knötchenförmige Amyloidose der Wand
eines endoneuralen Gefäßes. Hochgradige interfibrilläre Amyloidose und totale Entmarkung der Nervenfasern.
Die noch erhaltenen Achsencylinder zeigen regressive Veränderungen und unregelmäßigen, ungeordneten Verlauf
entlang den Rändern und innerhalb der Amyloidablagerungen. Verbreiterung des Interstitiums (durch Paraffin-
einbettung verstärkt). (Silberimprägnation nach Bodian)

Die Frage nach der *Herkunft der Amyloidsubstanz* ist eng an die Beziehung zu sogenannten Grundkrankheiten gebunden. Bei der Paramyloidose hat man lange Zeit klinisch auffällige Grundkrankheiten vermißt, sie fehlen aber keineswegs immer. APITZ wies darauf hin, daß der Prozentsatz der Paramyloidose bei Myelom (bis zu $25^0/_0$) höher liege als bei der sekundären Amyloidose nach Tuberkulose. *Plasmocytom* und *Makroglobulinämie Waldenström* gehören zu den Krankheiten, bei denen das Auftreten von Paramyloidosen zu weiteren klinischen und chemisch-physikalischen Untersuchungen anregen sollte, um die Vorbedingungen für die Entstehung der Amyloidsubstanz zu klären. Auffällig ist die weitgehend überein-stimmende Altersverteilung der Erkrankungen an Paramyloidose, plasmacellu-lärem Myelom und Makroglobulinämie.

Bei der Makroglobulinämie ist nach WALDENSTRÖM die ortsständige Makro-globulin-bildende ($= 19-20\,S_{20}$) lymphoide Reticulumzelle vermehrt, beim Plasmocytom die normal-molekulares j-Globulin ($= 7\,S_{20}$) bildende Plasmazelle.

Die Untersuchung der Zellen und Organe, die als besondere Proteinbildner an-zusehen sind, hat auch bei Paramyloidosen ohne nachweisbare Grundkrankheit zwar faßbare morphologische Veränderungen, so z.B. in Knochenmark, Leber, Milz und Lymphknoten ergeben. Welche Befunde aber als primäre und welche als reaktive aufzufassen sind, ist noch nicht sicher zu entscheiden.

Ehe man das Fehlen einer Grundkrankheit annimmt, müßte man das gesamte Skeletsystem und den ganzen Organismus auf Anzeichen eines Plasmocytoms oder einer Makroglobulinämie untersucht haben — ein Postulat, das nur selten erfüllt oder zu erfüllen ist.

Von den eigenen Beobachtungen wurde eine Reihe von Beispielen von Haut-, Muskel-, Knochen- und Herzamyloidose demonstriert. Sie zeigen eine grundsätz-liche Übereinstimmung in ihrem histopathologischen Bild, die in der knötchen-förmigen Ablagerung der amyloiden Substanzen vorwiegend in der Wand mittel-großer oder großer Arterien und Venen besteht.

Die Ablagerung im Gewebe beginnt, wie man besonders deutlich am Fett-gewebe und der Muskulatur erkennen kann, mit einer amyloiden Umscheidung der einzelnen Fettzelle oder Muskelfaser. Bei zunehmender Verdickung und Confluenz der kugelschalenartigen oder zylindrischen Ablagerungen kommt es zu einer Degeneration oder Atrophie der Parenchymzellen. Am Herzen wird die Parenchym-schädigung klinisch ablesbar durch EKG-Veränderungen und eine Herzinsuffizienz, wobei die Pseudohypertrophie des Herzens zu den auffällig niedrigen Blutdruck-werten einen immer wieder vorkommenden, überraschenden Kontrast darstellt.

Diese fast regelmäßige Beteiligung des Herzens und der Gefäße beeinflußt auch bei den *neuralen Formen* weitgehend den Verlauf, die Symptomatologie und den Ausgang der Erkrankung.

Das klinische und anatomische Bild der *Amyloidneuropathie* wurde in den Beobachtungen von DE NAVASQUEZ u. TREBLE (1938), GÖTZE u. KRÜCKE (1941) und KERNOHAN u. WOLTMAN (1942) bei sporadisch aufgetretener Paramyloidose erstmals beschrieben. Schon vorher hatte man Amyloid im Nerven gesehen, zuerst BELOKRENITZKY (1911), aber ohne hierdurch verursachte klinische Sym-ptome.

Die pathologisch-anatomischen Befunde am peripheren Nerven stimmen bei allen bisher bekannten Beobachtungen aus England, Deutschland, Portugal und

den USA so weitgehend überein, daß hieraus kein spezieller Typ abgeleitet werden
kann. In eigenen Beobachtungen konnte das Nervensystem bei Paramyloidose
ausführlich untersucht werden, und zwar das gesamte Rückenmark mit den

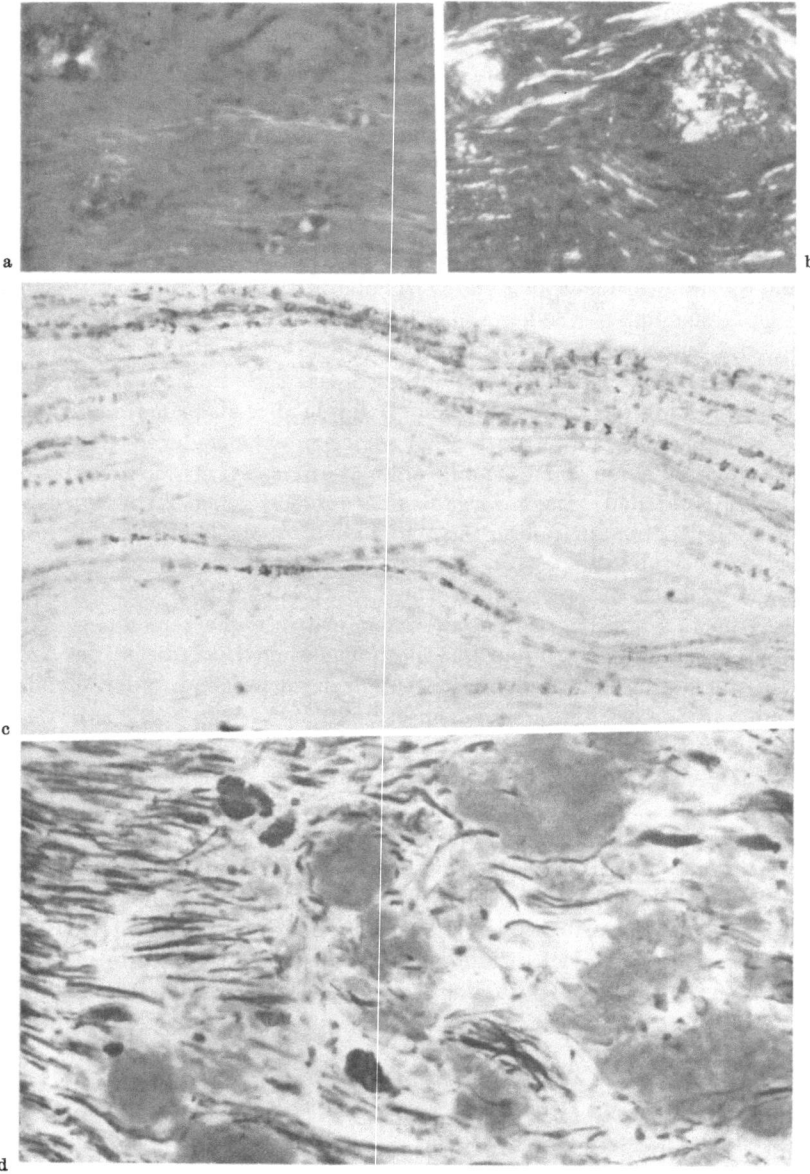

Abb. 3a—d. *Amyloidneuropathie*. a und b Amyloidablagerungen im Wurzelnerven im polarisierten Licht in Form
von Sphärokristallen. a Bei unvollständig gekreuzten Nicols (Kongofärbung, Paraffinschnitt); c Wurzelnerv bei
Markscheidenfärbung nach Heidenhain-Woelcke: Völlige Entmarkung im Bereich der Amyloidherde, leichtere
Schädigung des Markmantels der benachbarten Nervenfasern; d Wurzelnerv: Erhaltenbleiben von Achsencylin-
dern auch innerhalb der argentophilen Amyloiddepots mit Auftreibung oder Verschmälerung. Stärkere keulen-
förmige und unregelmäßige umschriebene Achsencylinderauftreibungen distal und proximal von den größeren
Amyloidknoten (Silberimprägnation nach Bodian)

Spinalganglien, die peripheren Nerven und das Gehirn. Die Ergebnisse sind zum Teil schon früher veröffentlicht, sie werden hier nur — soweit sie nicht publiziert sind oder für die Pathogenese bedeutsam erscheinen — zusammengefaßt.

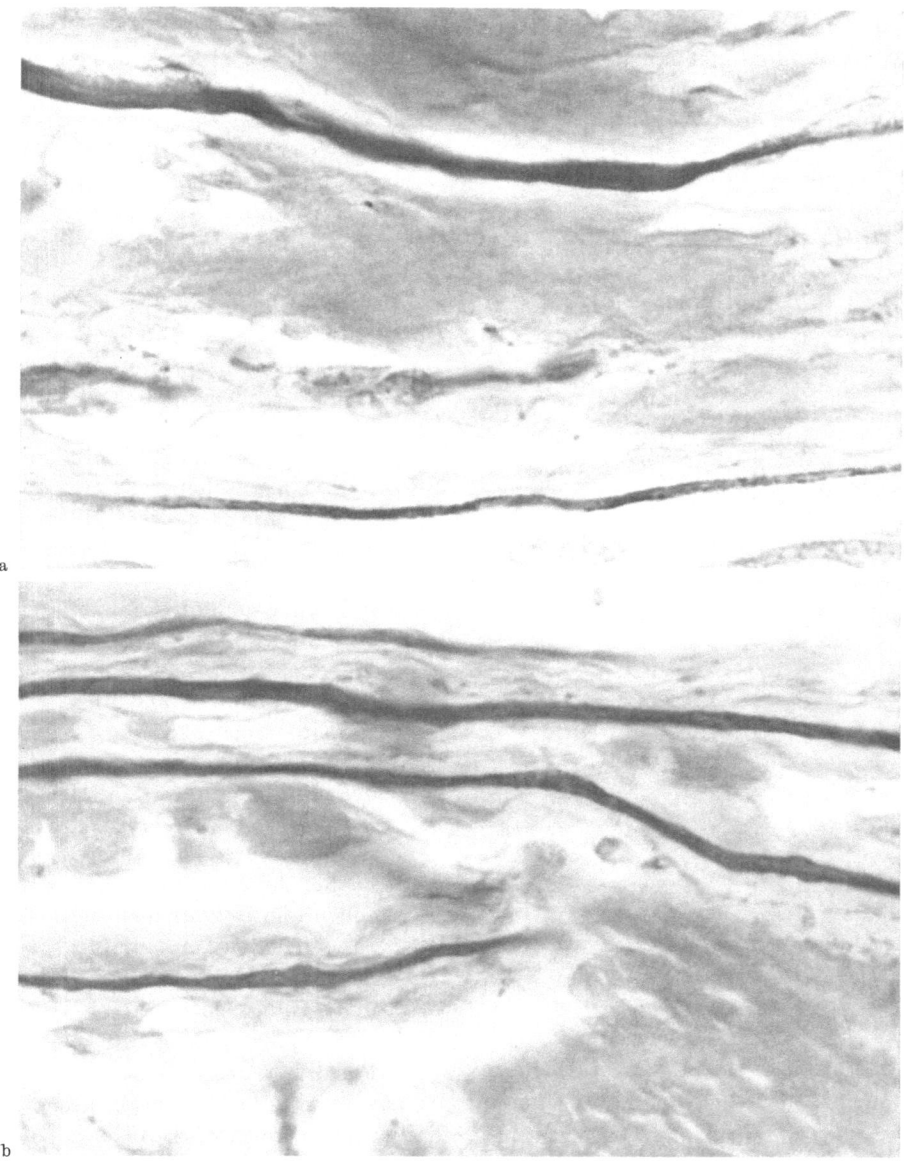

Abb. 4a und b. *Amyloidneuropathie. Perineuronale Amyloidose* mit Isolierung und Entmarkung der Nervenfasern im *Spinalnervenstamm.* Reste der Markscheide und zwei progressiv veränderte Schwannsche Kerne an dem verbreiterten Achsencylinder, bei Abb. 3a, direkte amyloide Umscheidung der unteren Faser in Abb. 3b. Silberimprägnation nach Bodian

Der *Ablauf der Amyloidablagerung im Nerven* erfolgt in ganz ähnlicher Weise wie an den übrigen mesenchymalen und parenchymatösen Geweben und in Form einer *Gefäß- und Gewebsamyloidose*. Wir können eine epi-, peri- und endoneurale Amyloidose mit Beteiligung der muskelhaltigen Gefäße, besonders der Venen im Epineurium bis zum Durchtritt durch das Perineurium, unterscheiden. Im Endoneurium sind die prä- und postcapillären Schenkel der Gefäße betroffen (Abb. 2a—c).

Die *endoneurale Amyloidose* beginnt mit herdförmigen Ablagerungen zwischen den reticulären und kollagenen Fasern. Die gesamten peripheren Nerven, von ihrer Austrittsstelle aus der Dura, sind mit einer deutlichen Prädilektion des ganglioradiculären Abschnittes betroffen. Die intraduralen Spinalwurzeln sind dagegen geringer befallen, wobei die hinteren Wurzeln stärker erkrankt sind.

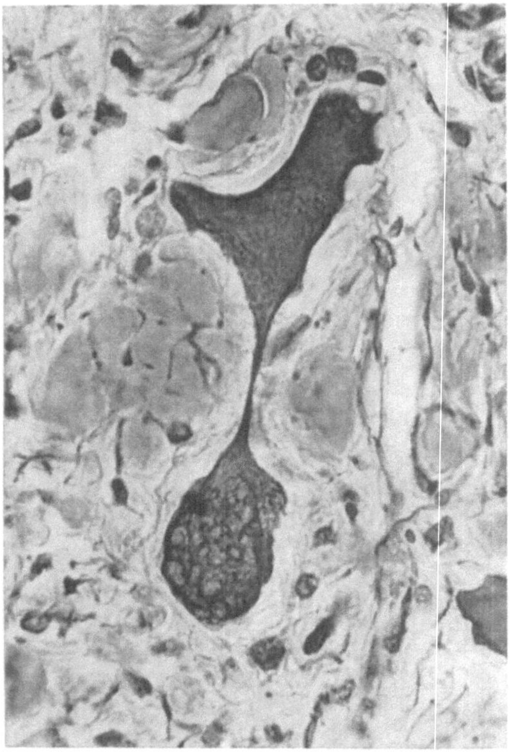

Abb. 5. *Amyloidneuropathie. Perineuronale Amyloidose* des Pericaryon einer *Spinalganglienzelle*. Hochgradige Deformierung durch die knötchenförmigen Amyloidablagerungen. Nur durch eine schmale Plasmabrücke sind die beiden größeren Teile des Pericaryon noch verbunden. (Silberimprägnation nach Bodian)

Bei der lichtmikroskopischen Untersuchung liegt die Amyloidsubstanz so eindeutig im interstitiellen Gewebe, daß die Amyloidneuropathie gegenüber den primär parenchymatösen Erkrankungen als Prototyp einer interstitiell beginnenden Polyneuropathie anzusehen ist. Es gibt ebenso wie im Zentralnervensystem kugelige Abscheidungen zwischen den Nervenfasern, die durch Kongorotfärbung verstärkt im Polarisationsmikroskop die Struktur von Sphärokristallen besitzen (Abb. 3a und b).

Eine andere Art der Gewebsamyloidose im Nerven besteht in der Einscheidung der Nervenfasern durch *streifenförmige Amyloidablagerung* an ihrer Oberfläche ähnlich wie an den Fettzellen und den Muskelfasern. Bei zunehmender Amyloidablagerung liegen die Nervenfasern isoliert und völlig entmarkt in amyloide Hüllen eingebettet (Abb. 4).

Bei dieser „*perineuronalen Amyloidose*" findet sich oft anstelle der mit Hämatoxylin anfärbbaren Markscheide eine vom Endoneurium begrenzte, bei Silberimprägnation nach BODIAN körnige Substanz, die eine radiäre Struktur erkennen läßt (Abb. 7b). Schließlich kommt es zu großen knötchen- oder knotenförmigen Amyloiddepots, durch die eine sehr deutliche Verdrängung der benachbarten Nervenfasern und eine spindelförmige Auftreibung einzelner Nervenfaserbündel entsteht.

Die reaktiven Vorgänge auf die in manchen Beobachtungen massiven Amyloideinlagerungen erscheinen zunächst gering. Nur in einem eigenen Fall zeigte sich eine riesenzellige Reaktion nach Art von Fremdkörperriesenzellen im Plexus chorioideus bei einer atypischen Amyloidose. Im Nerven finden wir ebenfalls zellige Reaktionen (Abb. 8 b) mit angedeuteter Randwallstellung der progressiv veränderten und proliferierten Kerne des endo-perineuralen Bindegewebes. Auch Mastzellen kommen in Umgebung der zelligen Knötchen häufig vor, gelegentlich auch geringe lymphocytäre Infiltrate. Das alles aber sind Einzelerscheinungen gegenüber der Mehrzahl der Amyloidknoten, die in einer völlig reaktionslosen Umgebung liegen.

Überraschend sind daher die schweren Parenchymschäden im Bereich der Amyloidablagerung, die im histopathologischen Bild weit überwiegen. Die Aufklärung der pathogenetischen Zusammenhänge zwischen den so leicht darstellbaren Amyloidablagerungen und den regressiven Vorgängen ist auch für die allgemeine Pathologie von Interesse.

Im Bereich der nodulären und perineuronalen Amyloidose ist die kausale Beziehung evident. Den herdförmigen Amyloidablagerungen entsprechen herdförmig totale Entmarkungen (Abb. 3 c u. d), Auftreibungen oder Verschmälerungen der Achsenzylinder, bis zur allerdings selten beobachteten Fragmentation des Achsenzylinders und dem Auftreten von Endkugeln oder Endkeulen, den „bolas" Cajals (Abb. 3 d, 4 und 7). Im Bereich der großen Amyloiddepots gehen sogar die retikulären Fasern zugrunde.

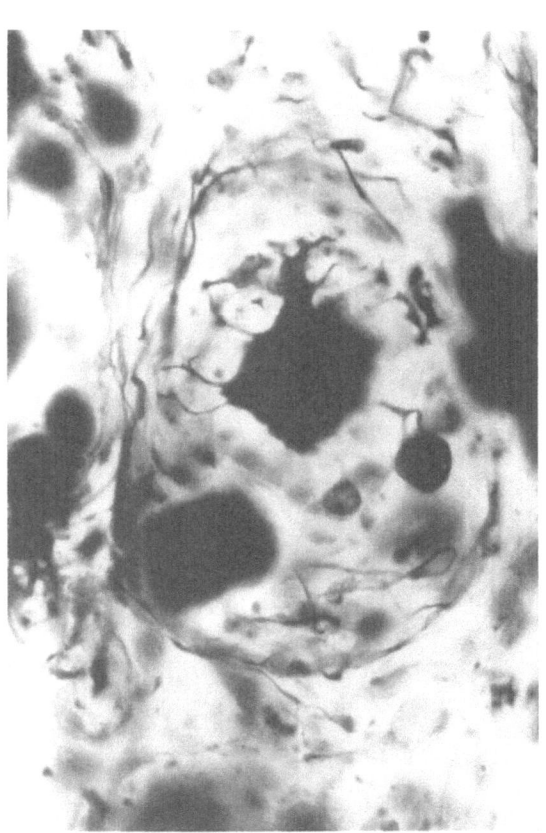

Abb. 6. *Amyloidneuropathie.* Perineuronale knötchenförmige Amyloidose ohne Deformierung des Perikaryon in einem Spinalganglion mit hochgradiger amyloider Infiltration in der Reparationsphase. Pseudomultipolare Spinalganglienzelle mit zahlreichen Pseudodendriten (nur zum Teil in der Bildebene dargestellt), die mit kugelartigen Auftreibungen in der Kapsel enden. Zahlreiche geweihartige Achsenzylindersprossen, die sich an der pericellulären Faserkorbbildung beteiligen. (Silberimprägnation nach Bodian)

Für diese, lokal auf die Amyloidablagerungen begrenzten, degenerativen Veränderungen, können wir als Hauptursache die direkte perineuronale Amyloidose durch die Übereinstimmung der Intensität der Parenchymschädigung mit dem Grad der lokalen Amyloidablagerungen wahrscheinlich machen. Die Annahme einer durch Gefäßamyloidose bedingten „ischämischen Neuritis" kommt hierfür nur als zusätzliche Teilursache in Frage.

Andere Befunde dagegen, die sich bei einer umfassenden Untersuchung des gesamten Nervensystems ergeben, sind durch die Entwicklung einer direkten, den Stoffaustausch behindernden, Amyloidablagerung nicht zu erklären. Hierzu ge-

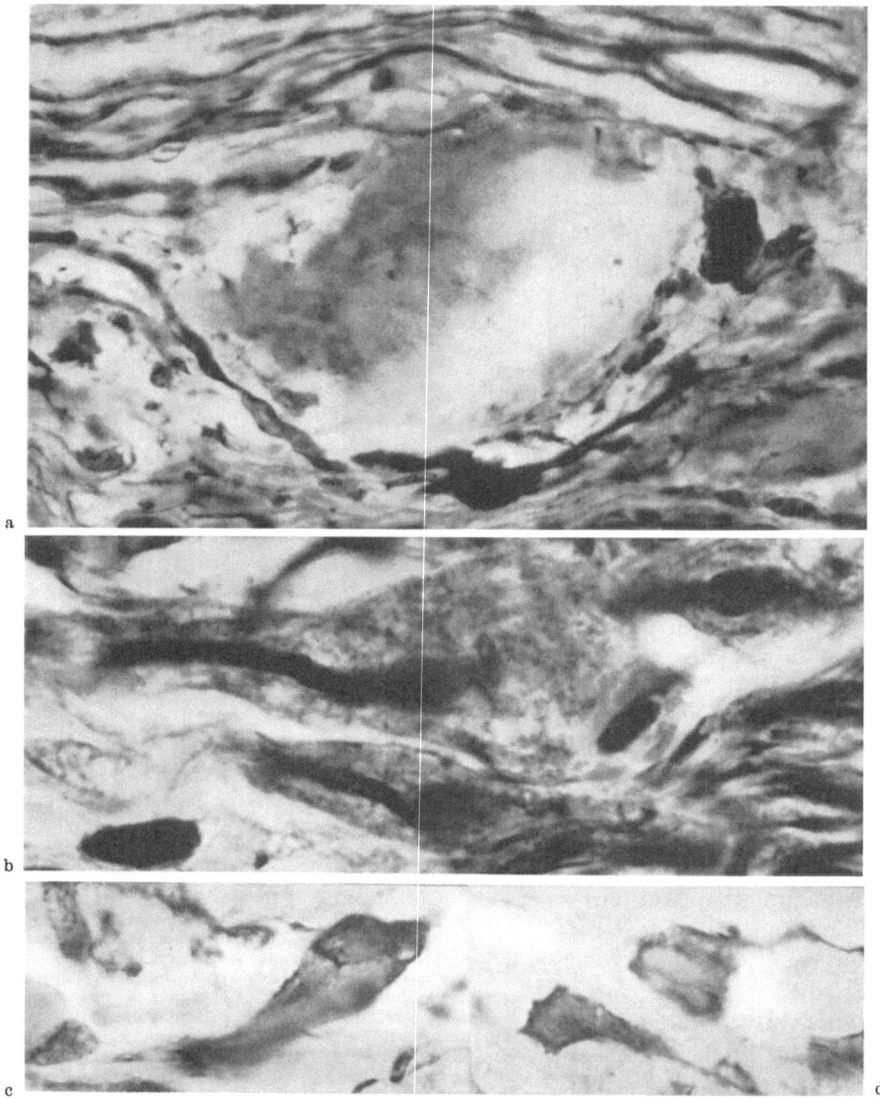

Abb. 7a—d. *Amyloidneuropathie*. Zusammenstellung verschiedener *Degenerations-* und *Restitutionsformen der Nervenfasern* im distalen Abschnitt der peripheren Nerven: a Achsenzylinderauftreibungen proximal und distal von der Amyloidablagerung; b Auffaserung der Markscheide mit Einlagerung argentaffiner, zum Teil radiär angeordneter Körnchen; c und d Ungewöhnliche Achsencylinderauftreibungen an fragmentierten Nervenfasern innerhalb der Amyloidablagerungen (atypische Sprossungsphänomene?)

hören diffuse, weit über die einzelnen Amyloidknoten hinausgreifende Entmarkungen im Spinalganglion und im Spinalnervenstamm, wie sie in gleicher Weise bei der entzündlichen Polyneuritis vorkommen. Aus den histopathologischen Bildern

läßt sich ablesen, daß die Parenchymveränderungen im Bereich der Amyloidherde schwerer sind und zum Teil zur Fragmentation der Fasern führen, während
in den übrigen Gebieten lediglich Entmarkungen bestehen. Wie weit hier durch die

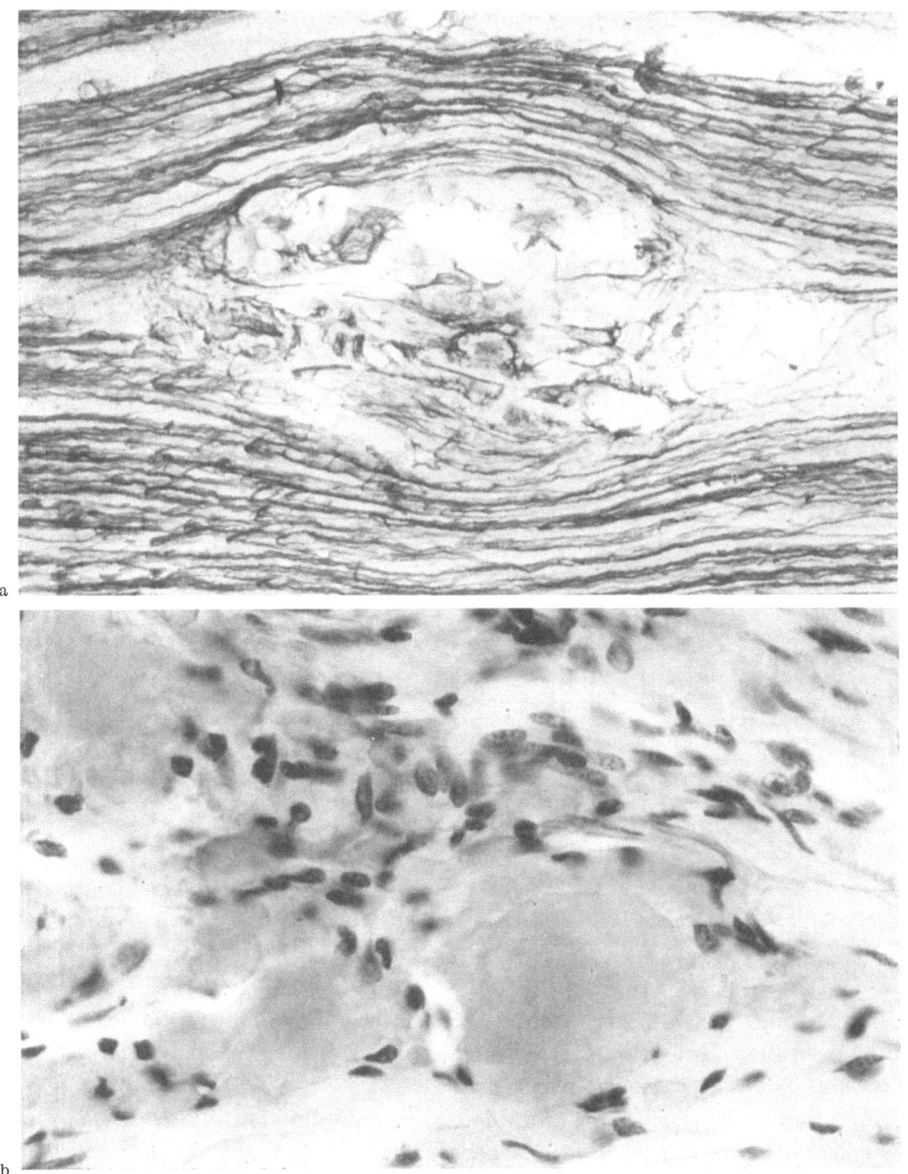

Abb. 8a und b. *Amyloidneuropathie. Mesenchymale Reaktionen* im peripheren Nerven. a Die gerichteten mesenchymalen Strukturen sind in Amyloidknötchen zugrundegegangen. Neugebildete dünne retikuläre Fasern umgeben
faserkorbartig einzelne Amyloidpartikel. Die mechanische Verdrängung der noch weitgehend intakten Strukturen — auf den vorhergehenden Abbildungen gelegentlich zu sehen — ist hier besonders deutlich erkennbar. Silberimprägnation nach Perdrau. b Proliferation zelliger Elemente in Umgebung der Amyloidabscheidungen. Peri-
noduläre Wucherung von Fibroblasten vermischt mit endoneuralen großkernigen und mit lymphocytenartigen
Kernen. In den Faserbündeln Proliferation der Schwannschen Zellen. (Kresylviolettfärbung)

arterielle Versorgung oder den Plexus venosus vertebralis eine besondere Kreislauf-
situation vorliegt, so daß wir mit einer „peristatischen Hyperämie leichten Grades
als organspezifischem Verhalten" (DÖRING) in Ganglion und Wurzelnerv zu rech-
nen haben, bleibt noch im einzelnen aufzuklären. Die Intensität der Ablagerung im
ganglio-radiculären Abschnitt bei der Paramyloidose ist ein weiteres eindrucks-
volles Beispiel einer hier gesteigerten Permeabilität, die außer zu herdförmigen
Amyloidablagerungen zu einer serösen Exsudation und Vermehrung der mucoiden

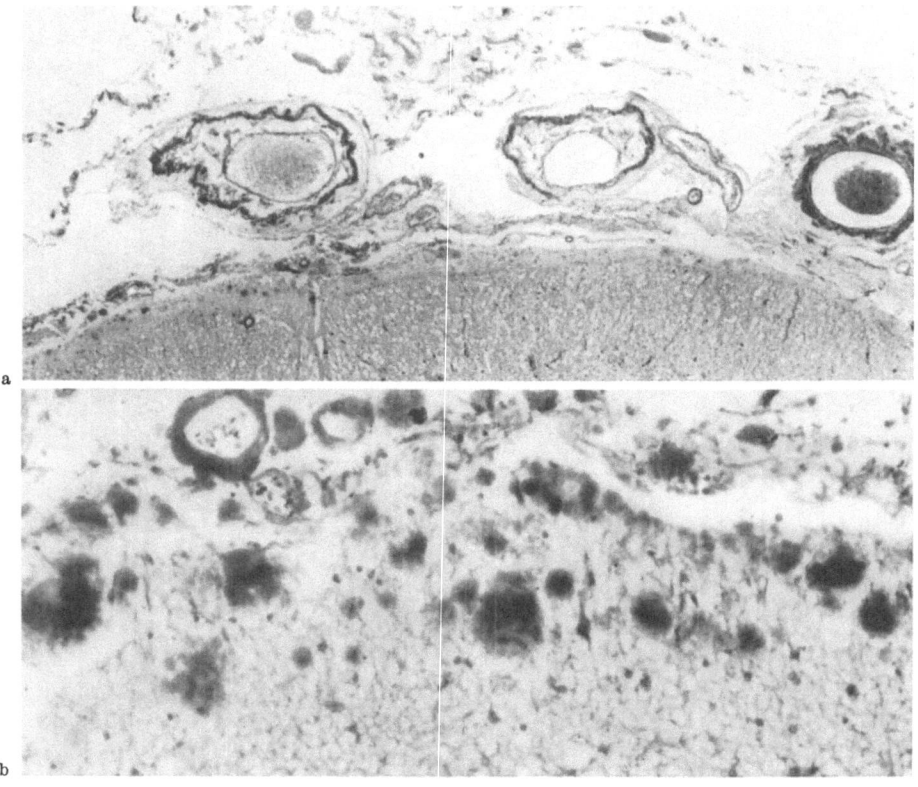

Abb. 9a und b. *Amyloidmyelopathie*. a Amyloidose von Venen und Arterien im spinalen Subarachnoidalraum mit
subendothelialem Ödem in den Venen. Amyloidose der Balken des dorsalen Subarachnoidalgewebes. b Amyloidablagerungen in der Randzone des Rückenmarkes (Kongorotfärbung a und b)

Substanzen im Nerven führt. Die gleichzeitige stärkere Gefäßamyloidose spricht
für eine größere Bedeutung des vasalen Faktors in der pathogenetischen Kon-
stellation.

Bei den fortgeschrittenen Stadien trifft man in den *Spinalganglien* vorwiegend auf eine knötchenförmige Amyloidose, durch die — wie an keiner
anderen Stelle im Nervensystem — der mechanische Faktor in einer oft
hochgradigen Deformierung der einzelnen Neurone sichtbar wird (Abb. 5).
Hier kommt es auch zu sehr deutlichen progressiven Veränderungen mit Bildung
zahlreicher pseudomultipolarer Zellen mit vielen dendritischen Sprossen (Abb. 6)
(DOMINGUEZ u. KRÜCKE). Die langsam zunehmende Gewebsschädigung, die nur

bei wenigen Neuronen zum völligen Untergang oder zur Faserunterbrechung führt, läßt besonders bei dem jahrelangen Verlauf der Erkrankung nicht nur im Spinalganglion eine große Zahl von reparativen und regenerativen Phänomenen entstehen. Auch hierin nimmt die Amyloidose eine Sonderstellung unter den Erkrankungen der peripheren Nerven ein.

Manche Regenerationserscheinungen an den Nervenfasern innerhalb der Amyloidplaques der peripheren Nervenstämme erinnern an die Bilder aussprossender Achsenzylinder in einer Nervenzellkultur.

Die retikulären Strukturen des Endoneuriums weisen im Bereich der Amyloidablagerungen einen völligen Umbau ihrer Architektonik auf (Abb. 8a). Außer einer starken Reduktion der Fasern — die noch vorhandenen zeigen Kaliberschwankungen und veränderte Imprägnierbarkeit — umspinnen dünne, neugebildete Fasern einzelne Amyloidknötchen. Dies und die gelegentlich anzutreffenden zelligen Proliferationen (Abb. 8b) sind der einzige Ausdruck einer mesenchymalen Reaktion.

Die *Amyloidmyelopathie* und *Amyloidencephalopathie* wurden bisher nur ganz selten beobachtet. Das Verschontbleiben des Zentralnervensystems, bei der allgemeinen Amyloidose schon von VIRCHOW erwähnt und von LUBARSCH (1930) erneut betont, bestätigt sich auch bis auf wenige Ausnahmen bei der generalisierten Paramyloidose.

Bei drei eigenen Beobachtungen von *Amyloidmyelopathie* sind in erster Linie die Gefäße des Subarachnoidalraumes betroffen, auch hier am deutlichsten die großen Venen und Arterien (Abb. 9a). Subarachnoidalgewebe und Pia waren in dem einen dieser Fälle so hochgradig von Amyloid durchsetzt, daß der makroskopische Befund der glasigen Verdickung den ersten Hinweis auf das Vorliegen einer Paramyloidose bot. Bemerkenswert, aber pathogenetisch ebenso ungeklärt wie die Ursachen für die Beteiligung von Zentralnervensystem und peripheren Nerven ganz allgemein, ist die prädilektive Amyloidablagerung in den hinteren intraduralen Spinalwurzeln. Ob hierbei die besonderen Verhältnisse des dorsalen spinalen Liquorraumes (SINGEISEN und SPATZ) oder des venösen Abflusses pathogenetisch mitwirken, bleibt noch zu klären.

Die Amyloidose im Gewebe des Rückenmarkes war nur in einem Fall eindeutig vorhanden. Zahlreiche kugelförmige Ablagerungen in der Randzone des gesamten Rückenmarkquerschnittes fanden sich vom Halsmark bis zum Lumbalmark mit einer gewissen Prädilektion der Eintrittsstelle der hinteren Wurzeln und ihrer Umgebung (Abb. 9b).

Sekundäre Veränderungen am Rückenmark lassen sich auf die geschilderten Veränderungen am sensiblen und motorischen peripheren Neuron zurückführen. Auf eine leichte aber deutliche Degeneration der Hinterstränge in zwei eigenen Beobachtungen sei hier verwiesen, die durch die Erkrankung der Spinalganglienzellen, der hinteren Wurzeln und der Wurzeleintrittsstelle bedingt ist, aber mehr einem atrophisierenden Prozeß als einer sekundären Degeneration im Sinne der Wallerschen Degeneration entspricht. Vielleicht erklärt sich auch so der in manchen Fällen sicher distal lokalisierte Beginn der Atrophien und Sensibilitätsstörungen. Für die Annahme atrophisierender Vorgänge an den Neuronen spricht auch das Erhaltenbleiben der motorischen Vorderhornzellen, die nur vereinzelt das Phänomen der retrograden Veränderung (der primären Reizung NISSLS) zeigen. — Die ursprünglich von uns geäußerte Vermutung (Götze u. Krücke 1941), daß als Grundlage der Beteiligung peripherer Nerven bei Paramyloidose eine endogene

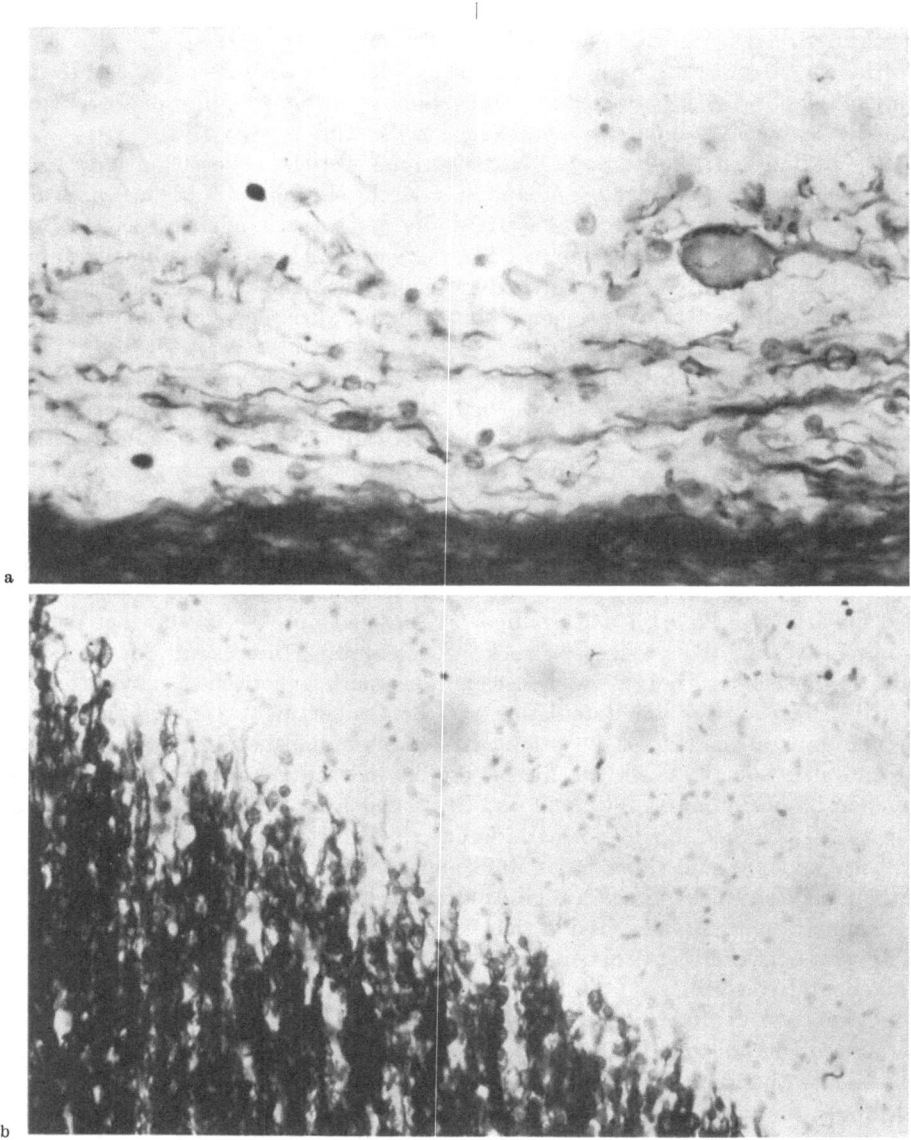

Abb. 10a und b. *Amyloidencephalopathie. Entmarkungsherde.* Übergreifen von herdförmigen Amyloidablagerungen auf Markfaserzüge mit beginnender Entmarkung und ballonierender Markscheidenauftreibung im Corpus callosum (a) und im Tractus opticus (b). Amyloidherd mit gliöser Reaktion in der Randzone (*1*). (Heidenhain-Woelcke)

Systematrophie oder eine chronische Polyneuritis zu erwägen sei, steht auch heute noch zur Diskussion.

Im *Zentralnervensystem* überwiegen bei den wenigen bisherigen Beobachtungen (Götze u. Krücke 1941; Krücke 1950; Silva Horta 1955) die hypoxämischen

Veränderungen, besonders in Form der „*granulären Atrophie der Groß- und Klein-hirnrinde*". Hierbei wirken pathogenetisch die Amyloidablagerungen in den End-abschnitten der Hirnarterien und die Insuffizienz des gesamten Kreislaufs durch

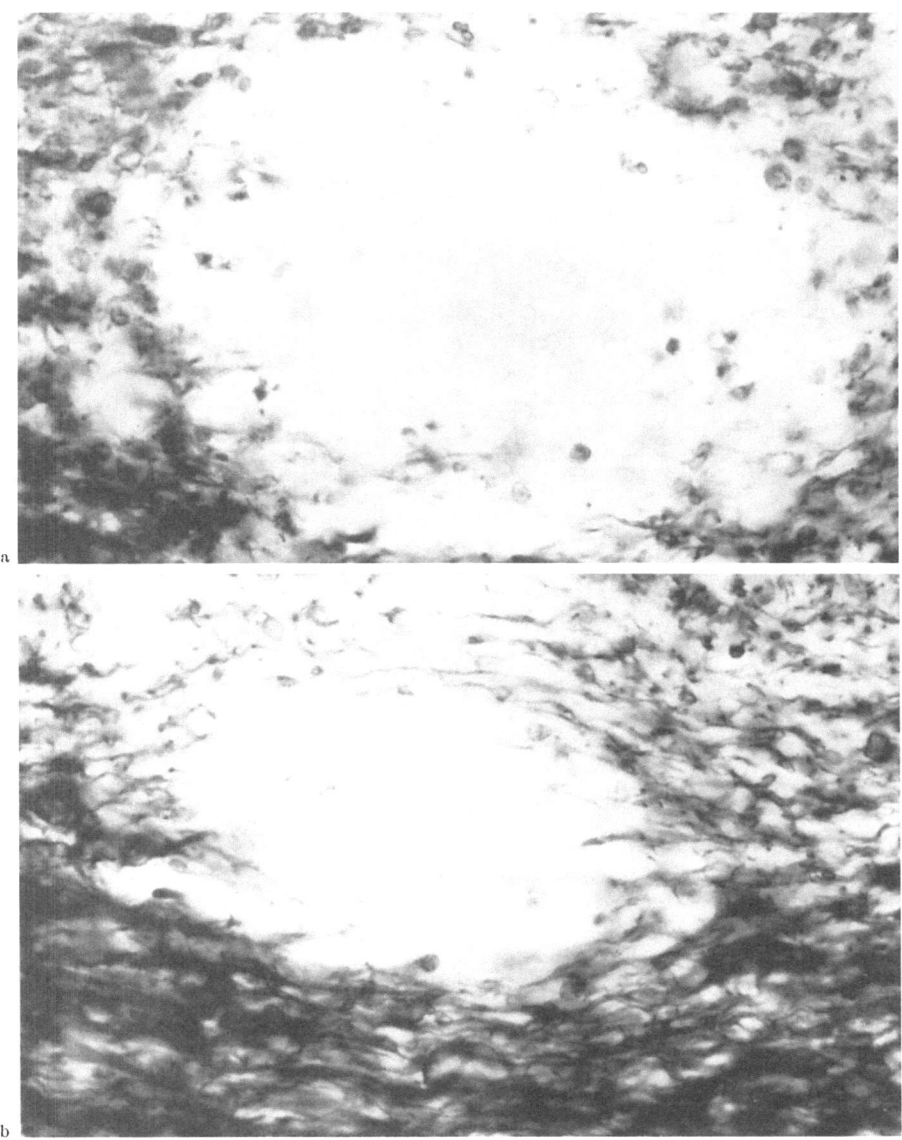

Abb. 11a und b. *Amyloidencephalopathie. Entmarkungsherde.* a Septum pellucidum: Totale Entmarkung im Zentrum der Amyloidablagerung, partielle Entmarkung und gliöse Reaktion in der Randzone; b Corpus callosum: Schnitt durch die Randzone eines Amyloidknötchens. Einzelne markhaltige Fasern durchziehen den Entmarkungs-herd. Anfärbung progressiv veränderter Makrogliakerne. (Heidenhain-Woelcke)

die Herzamyloidose zusammen. Herd- und fleckförmige Entmarkungen ohne sicheren Zusammenhang mit Amyloidablagerungen sind ebenfalls auf hämodyna-mische Faktoren meist mit seröser Exsudation zurückzuführen.

Die eigentliche *Amyloidencephalopathie* ist wie im Rückenmark auch im Gehirn-
gewebe an der äußeren und inneren Oberfläche des Zentralnervensystems lokali-
siert, die auch wegen der morphologischen Beziehungen zu den senilen Plaques

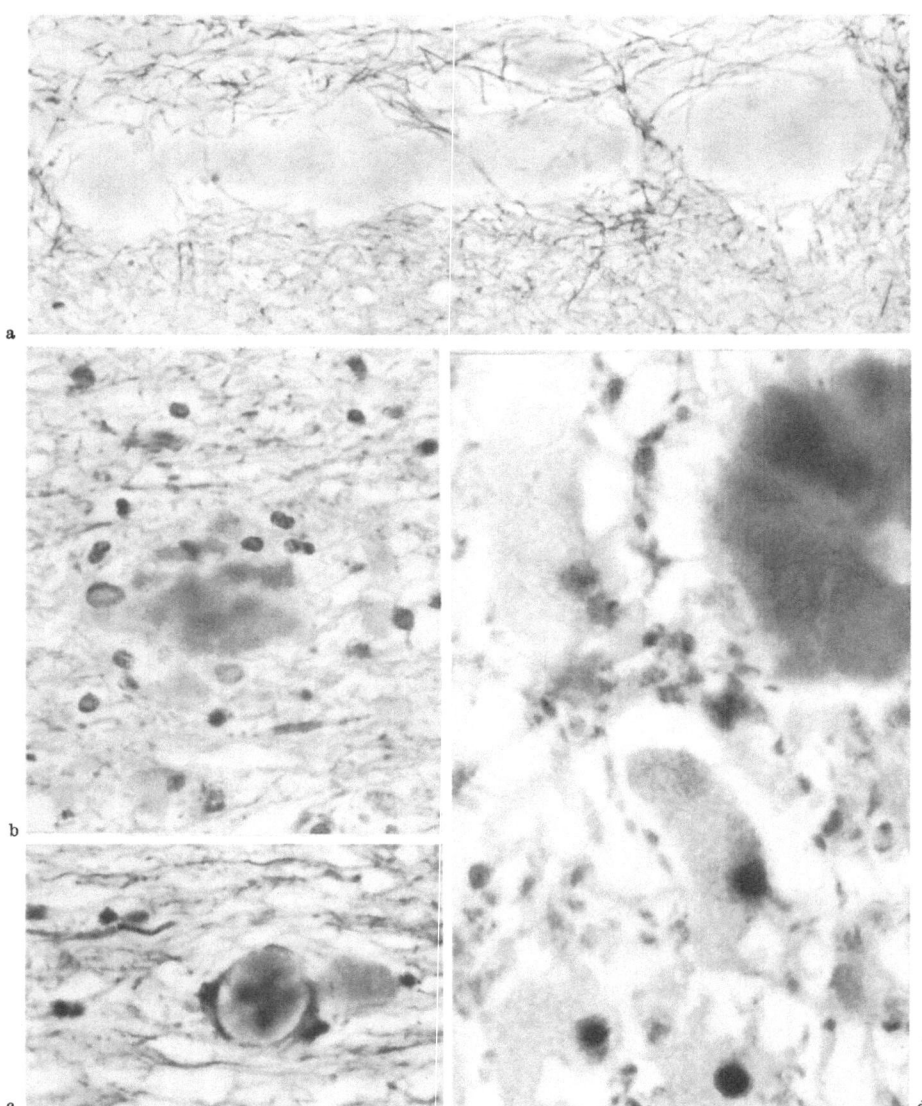

Abb.12a—d. *Amyloidencephalopathie. Gliöse Reaktion.* a Streifenförmige von Gliafasern durchsetzte und um-
gebene Amyloidose der oberen Rindenschichten (Holzers Gliafärbung); b Argentophile plaqueförmige Amyloidablagerung im Corpus callosum mit körnchenzellartigen Elementen in der Umgebung (Silberimprägnation nach
Bodian); c und d Amyloidplaques im Corpus callosum mit zelliger Reaktion (c) und mit Umklammerung der
Amyloidsubstanz im aufgelockerten Gewebsverband durch Astrocyten (d). (Silberimprägnation nach Bodian)

von Interesse sind. Die polarisationsoptische Untersuchung der Ablagerungen
spricht für eine submikroskopische Struktur in Form eines Sphärokristalles, der
nach den lichtmikroskopischen Befunden von Gliafasern umgeben im „Inter-

stitium" liegt. Eine elektronenmikroskopische Untersuchung über die möglicherweise auch hier intercelluläre Lage wäre besonders erwünscht.

Über die Parenchymschäden, die wie in den peripheren Nerven durch die unmittelbare Einwirkung der abgelagerten Amyloidsubstanz hervorgerufen werden, ist noch wenig bekannt. Bei den eigenen Beobachtungen lassen sich im Corpus callosum, in der Randzone des Tractus opticus und im Septum pellucidum ähnliche herdförmige Entmarkungen in direktem Zusammenhang mit Amyloidablagerungen nachweisen wie in den peripheren Nerven (Abb. 10 und 11).

*Reaktive Veränderungen* kommen im Zentralnervensystem in der Form gliöser zelliger und faseriger Proliferation und progressiver Veränderungen (Abb. 12a—d) vor. Der geringe Grad dieser Reaktion steht ebenso wie im peripheren Nerven im Gegensatz zu der auch hier beträchtlichen lokalen Entmarkung. Während wir im peripheren Nerven einen Nervenfaserabbau bis zum Stadium der Körnchenzellen nicht beobachten konnten, sieht man im Corpus callosum in Umgebung der Herde „schlauch- und kammerzellartige" Hortegazellen (Abb. 12b). Bemerkenswert ist auch die „Umklammerung" kleinerer nodulärer Amyloidablagerungen durch Gliazellen (Astrocyten?) (Abb. 12d).

Plaqueförmige Ablagerungen in der Hirnrinde fanden wir auch vereinzelt in den tieferen Rindenschichten. Dieser corticalen Amyloidose galt unsere besondere Aufmerksamkeit wegen der vermuteten Beziehung zu den Plaques bei der Alzheimerschen Krankheit. Eine ausführliche Diskussion der Ergebnisse würde über das Thema pathologische Anatomie der Paramyloidose und speziell der Amyloidneuropathie im Hinblick auf die portugiesischen und amerikanischen Beiträge (ANDRADE; TOURTELOTTE) hinaus führen. Sie sei einer späteren Arbeit vorbehalten.

Hierher gehört nur noch ein Befund bei der Paramyloidose des Gehirns, der von allgemeiner Bedeutung ist, *die Prädilektion der Amyloidablagerungen für bestimmte Gefäßgebiete.* Nach unseren Untersuchungen sind regelmäßig, nur in verschiedenem Grade, die Gefäße des Plexus chorioideus, des Infundibulum und der Neurohypophyse Sitz der Amyloidose[1]. Diese Lokalisation entspricht genau der Anfärbung der gleichen Gefäßgebiete bei der intravenösen Trypanblauinjektion (SPATZ).

Bis auf die sehr seltenen Paramyloidosen des Gehirns, die über diese Lokalisation hinausgehen, gilt immer noch die Tatsache, daß das Gehirn von den Amyloidablagerungen — und zwar wie wir jetzt aber genauer sagen können — im Bereich der Bluthirnschranke verschont bleibt. Damit wird das Ergebnis der histopathologischen Untersuchung am Gehirn zu einem wichtigen Hinweis auf die Bedeutung des unterschiedlichen Verhaltens der einzelnen Gefäßstrecken bei der Pathogenese der Paramyloidose.

## Zusammenfassung

Die Paramyloidose ist durch das Verteilungsmuster der Läsionen gekennzeichnet. Am häufigsten sind der Herzmuskel und die Tunica muscularis der Arterien und Venen betroffen. Zusätzliche Läsionen können andere Bezirke von glatter und quergestreifter Muskulatur sowie von mesenchymalen Strukturen betreffen.

---

[1] Der regelmäßigen Beteiligung der hypophysären und hypothalamischen Zentren entsprechen die nicht seltenen klinischen Symptome hormoneller Dysfunktion. Hierauf wäre bei weiteren Untersuchungen besonders zu achten.

Prädilektionsstellen der sekundären Amyloidose (z. B. Leber und Milz) bleiben mehr oder minder verschont.

Die Krankheit beginnt langsam und mit unspezifischen Prodromen wie allgemeinem Verfall, Appetitlosigkeit, Erbrechen und Diarrhoe. Es kann zu Schwächezuständen, Herzversagen mit Hypotension trotz Herzhypotrophie (Pseudohypertrophie), zu Haut- und Schleimhautveränderungen am Gesicht, an den Gliedmaßen und in der Genitoanalregion kommen. Makroglossie, Muskelstarre mit oder ohne Atrophie, Sensibilitätsstörungen, Pupillensymptome und frühzeitige Impotenz oder Menopause kommen nicht selten vor. Intermittierende Albuminurie wird häufig beobachtet. Gewöhnlich tritt der Tod durch Herzversagen und allgemeine Kachexie ein. Männer werden doppelt so häufig von dieser Krankheit betroffen als Frauen. Die angeführten Symptome treten besonders im Alter von 50—70 Jahren auf. Außer dem plasmocytären Myelom und der Waldenströmschen Makroglobulinämie sind keine Kombinationen mit anderen Krankheiten bekannt.

Wahrscheinlich spielen auch exogene Faktoren für die Manifestation der Krankheit eine Rolle. Jedoch konnte eine Verbindung mit chronischen Eiterungen, wie sie bei der sekundären Amyloidose besteht, nicht beobachtet werden. Es gibt zahlreiche Übergangsformen zwischen der primären und der gewöhnlichen oder sekundären Amyloidose. Bis jetzt wurde noch kein konstant zu beobachtender Unterschied in der Zusammensetzung der Proteine zwischen primärer und sekundärer Amyloidose gefunden. Bei beiden Formen der Amyloidose scheint die Grundstörung die gleiche zu sein. Die verschiedene Lokalisation weist jedoch auf eine verschiedene Pathogenese hin.

In jedem Fall von Paramyloidose muß man den an der Proteinsynthese besonders beteiligten Geweben — d. h. Knochenmark, Lymphknoten, Leber und plasmocytärem System — besondere Aufmerksamkeit schenken. Unsere eigenen Untersuchungen weisen darauf hin, daß das Amyloid keine amorphe Substanz ist. Es scheint darin eine submikroskopische Struktur zu existieren, die die Tendenz besitzt, Sphärokristalle zu bilden. In jedem Fall von Paramyloidose sollte das Harnsediment auf Proteinkristalle untersucht werden.

Der wesentliche und für die Verteilung der Amyloidablagerungen ausschlaggebende Faktor scheint in Zusammenhang mit der besonderen Struktur der Gefäßwände und des sie umgebenden Gewebes in den einzelnen Organen zu stehen. Eine Kreislaufkomponente könnte z. B. in den Grenzbezirken der Hirnrindenarterien mitspielen. Symptome einer hormonalen Funktionsstörung und einer Beteiligung der hypophysär-hypothalamischen Zentren sind nicht allzu selten. Das periphere Nervensystem wird weitaus öfter von der Paramyloidose betroffen als das Zentralnervensystem, das innerhalb der Blut-Hirnschranke liegt.

Die formale Pathogenese der Parenchymläsionen und der reparativen Vorgänge bei Amyloid-Neuropathie und Amyloid-Encephalomyelopathie wird an bisher unveröffentlichten Ergebnissen eigener Untersuchungen dargestellt.

Das endgültige Schicksal der Amyloidablagerungen scheint mit dem Alter des Patienten in Verbindung zu stehen und könnte vielleicht von der Art und der Lokalisation der Ablagerungen abhängen. Ein Ausfall der Enzymtätigkeit könnte als Grund für eine Störung der Resorption des abgelagerten Amyloids betrachtet werden. Der Stand unseres gegenwärtigen Wissens erlaubt es uns jedoch nicht, eine vollständige Theorie über die Pathogenese der Paramyloidose aufzustellen.

Es bestehen keine morphologischen Unterschiede zwischen den erblichen Formen, wie sie in Portugal und in den Vereinigten Staaten beobachtet wurden, und den dort und in anderen Ländern sporadisch auftretenden Fällen.

In der *vergleichenden Pathologie* finden sich ausgeprägte Unterschiede im Auftreten und in der Verteilung des Amyloids sowie einer Beteiligung der Nieren bei verschiedenen Tierarten. Die Paramyloidose der Tiere scheint eine spontane Erbkrankheit zu sein.

## Summary

*Paramyloidosis* is characterized by the distribution of the lesions. The heart muscle and the muscular layer of both arteries and veins are affected most frequently. Accessory lesions involve other parts of smooth muscle, striated muscle and mesenchymal structures. The sites of predilection of secondary amyloidosis (e.g. liver, spleen) are more or less spared.

The disease starts slowly and with unspecific prodromes namely generalized wasting, loss of appetite, vomiting, and diarrhoea. Weakness, cardiac failure with hypotension in spite of apparent cardiac hypertrophy (pseudohypertrophy), skin and mucous membrane lesions in the face, at the limbs, and in the genitoanal region may exist. There is macroglossia, muscle rigidity with or without atrophy, disorders of sensibility, pupillary symptoms and early impotence or menopause. Intermittent albuminuria is frequently observed. Death is commonly due to cardiac failure and generalised cachexia. Males are affected twice as frequently as females. Manifestation of the symptoms concerns particularly the age between 50 and 70 years. There is no combination with other diseases except plasmocytic myeloma or WALDENSTROEM's macroglobulinemia.

It appears plausible that exogenous factors should be responsible for the manifestation of the disease. Affiliation with chronic massive suppuration, however, as seen with secondary amyloidosis is not observed. There are numerous transitional forms of the pathologic picture linking together primary amyloidosis with common or secondary amyloidosis. So far no consistent difference in the protein moieties in primary and secondary amyloidosis has been found. The basic disturbance seems to be analogous in the two forms of amyloidosis. The difference in localization, however, points to a different pathogenesis.

In each case of paramyloidosis special attention should be paid to the tissues known to be active in protein synthesis, i.e. bone marrow, lymph nodes, liver, and the plasmocytic system. Our own studies indicate that amyloid is not anamorphous substance. In the amyloid seems to exist a submicroscopic structure with a tendency to crystallization into spherocrystals. It should be looked for protein crystals in the urinary sediment in each case of paramyloidosis.

The essential factor governing the distribution of amyloid deposits seems to be connected with the particular structure of the vessel walls in different organs. A circulatory component may be involved, e.g. in the border line areas of the supplying vessels of the cerebral cortex. Symptoms of hormonal dysfunction and involvement of hypophyseal-hypothalamic centers are not infrequent. The peripheral nervous system is taken with paramyloidosis by far more often than the central nervous system which lies within the blood-brain barrier.

The formal pathogenesis of the parenchymal lesions and of the repairing phenomena with amyloid neuropathy and amyloid encephalo-myelopathy is demonstrated by unpublished findings of own studies.

The ultimate fate of the amyloid deposit seems to be connected with the age of
the patient and could possibly depend upon the kind and site of the amyloid
deposits. A failure of enzymes could be one factor which is responsible for an im-
paired reabsorption of accumulated amyloid. The total of the known facts, however, is at present insufficient for a complete theory for the pathogenesis of paramyloidosis.

There do not exist morphological differences between the hereditary forms seen
in Portugal and in the United States of America and the sporadic cases of amyloid
neuropathy found elsewhere.

In *comparative pathology* we find marked differences in the distribution and
kidney involvement in various species. Animal paramyloidosis seems to be a spon-
taneous hereditary disease.

## Literatur*

APITZ, K.: Die neuen Anschauungen vom Plasmocytom des Knochenmarkes, dem sog. multiplen
Myelom. Klin. Wschr. **1940** II, 1025—1029.
— Über die Bildung Russelscher Körperchen in den Plasmazellen multipler Myelome. Vir-
chows Arch. path. Anat. **300**, 113—129 (1937).
— Die Paraproteinosen. Virchows Arch. path. Anat. **306**, 631—699 (1940).
BELOKRENITZKY, SOPHIE: De la dégénérescence amyloide des nerfs. Dissertation. Genf 1911.
DÖRING, G.: Pathologische Anatomie der Spinal- und Hirnnervenganglien, einschließlich der
Wurzelnerven. In: Hdb. d. spez. path. Anat. u. Histol. (HENKE-LUBARSCH) Bd. XIII/5,
S. 249—356 (1955).
GÖTZE, W., u. W. KRÜCKE: Über Paramyloidose mit besonderer Beteiligung der peripheren
Nerven und granulärer Atrophie des Gehirns und über ihre Beziehungen zu den intracere-
bralen Gefäßverkalkungen. Arch. Psychiat. Nervenkr. **114**, 183—213 (1941).
GOLDMANN, E.: Neue Untersuchungen über die äußere und innere Sekretion des gesunden und
kranken Organismus im Lichte der „vitalen Färbung". Tübingen: H. Laupp 1912.
HÄRTTER, W.: Statistische Untersuchungen über Häufigkeit und Geschlechtsverteilung der
Amyloidose. Dtsch. med. Wschr. **1949**, 1359—1362.
KELLER, R.: Über Paramyloidose. Dissertation. Frankfurt a.M. 1955.
KERNOHAN, J. W., and H. W. WOLTMAN: Amyloidneuritis. Arch. Neurol. Psychiat. (Chic.) **47**,
132—140 (1942).
KRÜCKE, W.: Über atypische Amyloidosen im Bereich des Nervensystems. Zbl. ges. Neurol.
Psychiat. **103**, 469 (1943).
— Das Zentralnervensystem bei generalisierter Paramyloidose. Arch. Psychiat. Nervenkr. **185**,
165—192 (1950).
— Die Amyloidose der Gehirngefäße. Atti I. Congr. int. Istopat. Sistema nerv. **3**, 237—248
(1956).
— Erkrankungen der peripheren Nerven. Hdb. d. spez. path. Anat. u. Histol. (HENKE-
LUBARSCH) XIII/5: Amyloidose, S. 129—136 (1955).
— Die Paramyloidose. Ergebn. inn. Med. Neue Folge 11, 299—378 (1959).
— Die Erkrankungen der peripheren Nerven. Lehrb. d. spez. path. Anat. (KAUFMANN)
III. Bd.: Amyloidose, S. 774 (1960).
— Histopathologie der Polyneuritis und Polyneuropathie. Dtsch. Z. Nervenheilk. **180**, 1—39
(1959).

* Es werden nur die im Text zitierten Arbeiten aufgeführt. Ausführliche Literaturver-
zeichnisse finden sich bei RUKAVINA et al. in: Medicine (Baltimore) **35**, 239—334 (1956) und
KRÜCKE in: Ergebn. inn. Med. Neue Folge 11, 299—378 (1959).

KRÜCKE, W., and A. DOMINGUEZ: The nature and the topical distribution of pathological changes in the peripheral nervous system. Proc. Second Int. Congr. Neuropath., London 1955. The Exc. Medica Foundation Part II, 546—547.

LUBARSCH, O.: Grundsätzliches zur Frage der Amyloidablagerungen. Verh. dtsch. Ges. Path. **25**, 155—159 (1930).

DE NAVASQUEZ, S., and H. A. TREBLE: A case of primary generalized amyloid disease with involvement of the nerves. Brain **61**, 116—128 (1938).

ROKITANSKY, C.: Die speckige Leber. In: Handbuch der speciellen pathologischen Anatomie, von CARL ROKITANSKY, II. Band, S. 311 (1842).

SILVA HORTA, J. DA: Pathologische Anatomie der portugiesischen Paramyloidosefälle mit besonderer Bevorzugung des peripheren Nervensystems. Acta neuroveg. (Wien) **12**, 105 bis **134** (1955).

SINGEISEN, F.: Über die syphilitische Schwielenbildung der weichen Häute am hinteren Umfang des Rückenmarkes. Arch. Psychiat. Nervenkr. **106**, 106—140 (1936).

SPATZ, H.: Die Bedeutung der vitalen Färbung für die Lehre vom Stoffaustausch zwischen dem Zentralnervensystem und dem übrigen Körper. Das morphologische Substrat der Stoffwechselschranken im Zentralorgan. Arch. Psychiat. Nervenkr. **101**, 267—358 (1933).

VIRCHOW, R.: Neue Beobachtungen über die amyloide Degeneration. Virchows Arch. path. Anat. **11**, 188—189 (1857).

WALDENSTRÖM, JAN: Die Makroglobulinämie. Ergebn. Inn. Med. Neue Folge 9, 586—621 (1957).

WEBER, PARKES, STANFORD CADE, A. W. STOTT and R. J. V. PULVERTAFT: Systematized atypical amyloidosis with macroglossia. Quart. J. Med. **6**, 181—193 (1937).

Prof. Dr. W. KRÜCKE,
Max-Planck-Institut für Hirnforschung, Neuropathologische Abteilung,
6 Frankfurt am Main-Niederrad, Deutschordenstraße 46

Acta Neuropathologica, Suppl. II, 94—99 (1963)

From the Department of Pathology, University of Tübingen/Germany
(Director: Prof. Dr. LETTERER)

# The Fine Structure of Different Organs in Experimental and Human Amyloidosis

By
RUDOLF CAESAR

With 6 Figures in the Text

The problem of amyloidosis has been approached by nearly all available morphological, histochemical and biological techniques and methods. Consequently it may seem to be just a matter of completeness that electronmicroscopes be used to study tissues affected with amyloidosis. However the observations thus made are to our opinion interesting or as such can clarify some of the debated questions concerning amyloid and amyloidosis.

The first part of our investigation deals with an electronmicroscopic analysis of experimental amyloid and with alterations in fine structure of spleen and liver in experimental amyloidosis of mice. Amyloidosis was induced by serial injections of sodium caseinate. When we first looked at tissue sections of spleen and liver we expected to find amyloid as a homogeneous structureless substance between cells, comparable to the so called ground substance. But, as could have been expected from polarization optic studies, amyloid is made up of very delicate fibers (Fig. 1, 2 and 3). The fibrous component proved to be a reliable structural characteristic of amyloid in general. The fibers measure about 100 Å in thickness. Frequently the fibers are arranged in bundles, an arrangement which certainly will account for the phenomena of double refringence as observed with the polarization microscope. Often the fibrous component of amyloid looks somewhat granular, but so far no well defined periodic structure could be observed. Thus, in regard to their thickness and their inner structure, the fibers of amyloid differ completely from preexistent connective tissue fibers such as collagen, reticulum and elastic fibers. Furthermore it seems that any postulated relations between connective tissue fibers and amyloid are accidental and that the fibrous component of amyloid is distributed at random within the extracellular space.

It has to be emphasized that amyloid can be detected only extracellularly, the typical fibers never have been detected within cells. In general amyloid is separated from the cell interior by distinct cell membranes (Fig. 1). Nevertheless the interrelationsships between plasma cells and amyloid are so close as to justify a more detailed discussion. During the course of the amyloid-producing treatment a high percentage of cells of the red pulp of the spleen is transformed into typical plasma cells (Fig. 4). Similar changes can be observed in the liver. This plasmacellular transformation is even more impressive in the electronmicroscope than it is in the light microscope. The plasma cells can be detected easily by the cogwheel-like appearance of their nucleus and the lamellated structure of their ergastoplasm. Frequently amyloid is deposited within the intimate vicinity of plasma cells. Looking at these plasma cells close to amyloid we can detect an extensive swelling of their ergastoplasm, leading to wide intracellular cisternae and lacunae surrounded by membranes of the ergastoplasm. Quite frequently these bubbles of ergastoplasm, with RNA granules attached to their membranes bulge and protrude into

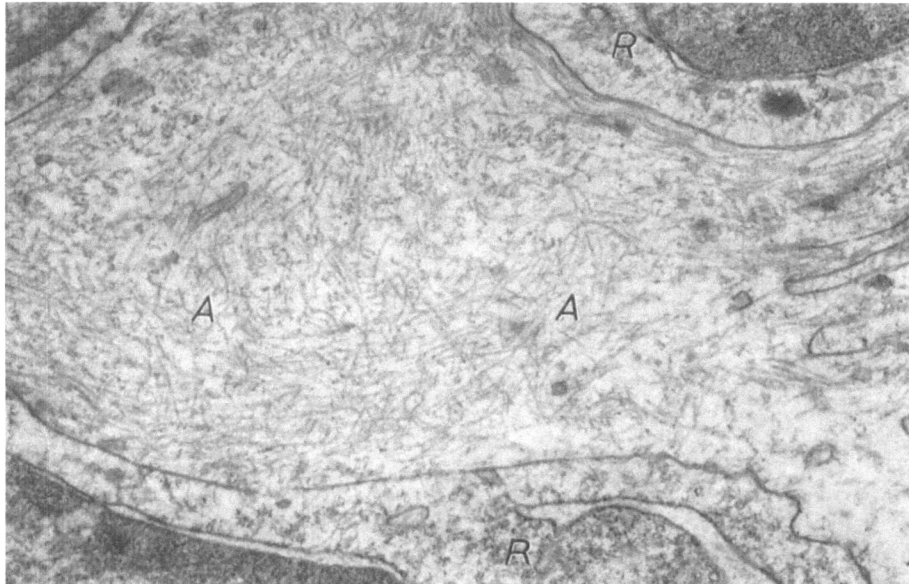

Fig. 1. Mouse, experimental amyloidosis of spleen. The fibrous composition of amyloid (A), deposited between two reticulum cells (R) is shown. Magnific.: 26,000 ×

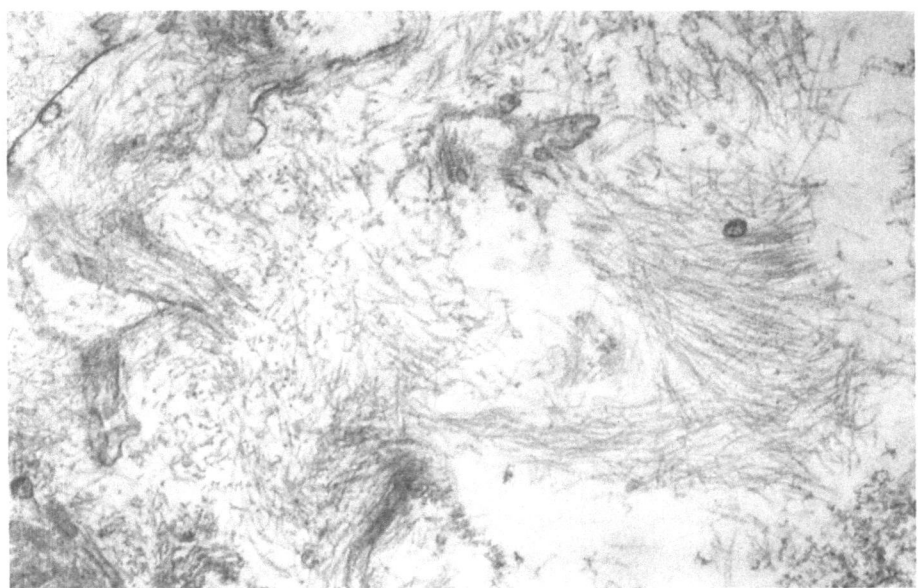

Fig. 2. Mouse, experimental amyloidosis of spleen. The fibrous component of amyloid tends to arrange in bundles. Magnific.: 26,000 ×

the extracellular space (Fig. 6). In these regions the cellmembrane becomes fuzzy and unsharp or gets lost (Fig. 5). Moreover the cisternae and bubbles of ergasto-plasm protruding into the extracellular space tend to open their membranes and burst, thus giving the impression that substances enclosed within the cisternae of ergastoplasm are being released into the extracellular space.

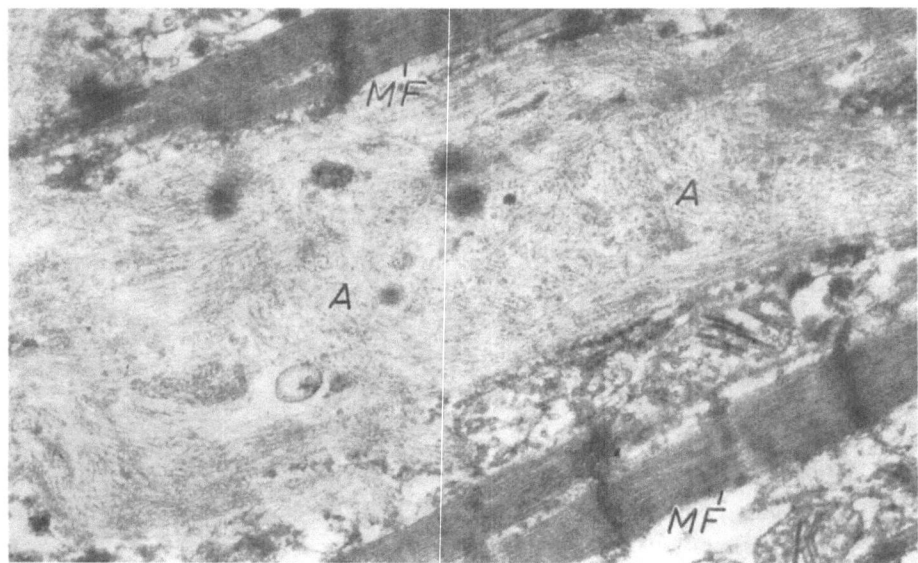

Fig. 3. Human heart amyloid in an 80 years old man. (Localized paramyloidosis.) Autopsy material. Between the myofibrils (*MF*) the typical array of fibrous amyloid can be seen. Severe damage of muscle fibers due to autolysis, cell membranes and mitochondria fragmented. Magnific.: 26,000 ×

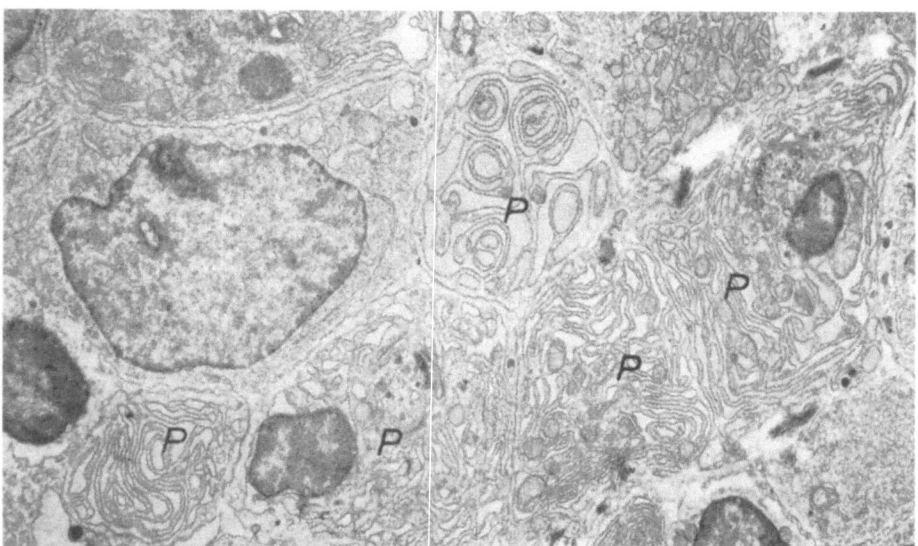

Fig. 4. Mouse, experimental amyloidosis of spleen. Plasmacellular transformation of red pulp. Plasma cells (*P*) are easily to identify by the arrangement of their ergastoplasm. Magnific.: 7,250 ×

We may recall at this moment the great deal of evidence having been brought forward by numerous authors that plasma cells are related to the production of antibodies. Furthermore by means of a fluorescence optical technique for the

demonstration of complement in tissues (as newly developed by KLEIN and BURK-
HOLDER 1959), VOGT and KOCHEM (1960) in our laboratory were able to demon-

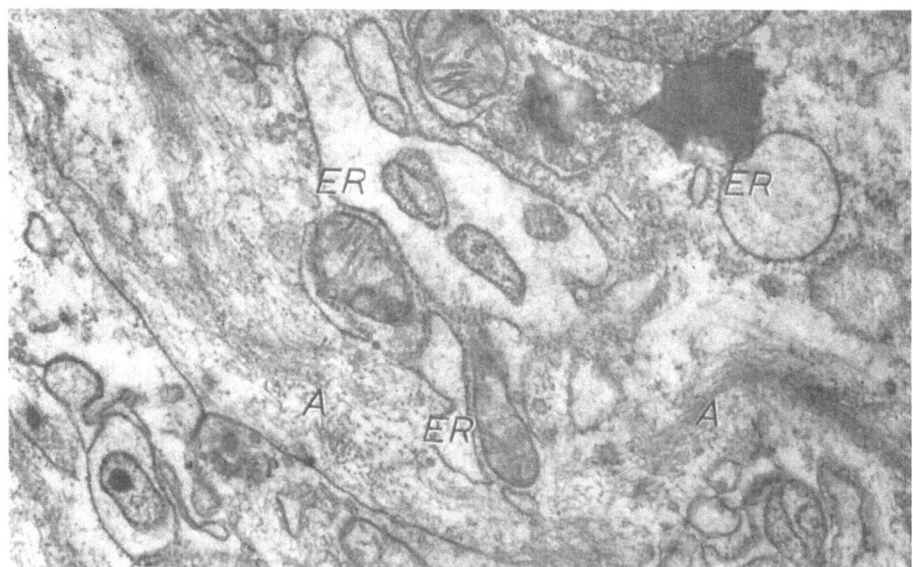

Fig. 5. Mouse, experimental amyloidosis of spleen. Cell organells as cisternae of ergastoplasm (*ER*) and mitochondria are situated right within fibrous amyloid deposits (*A*). Probably these cell organells have emerged from plasma cells in the close neighbourhood. Magnific.: 65,000 ×

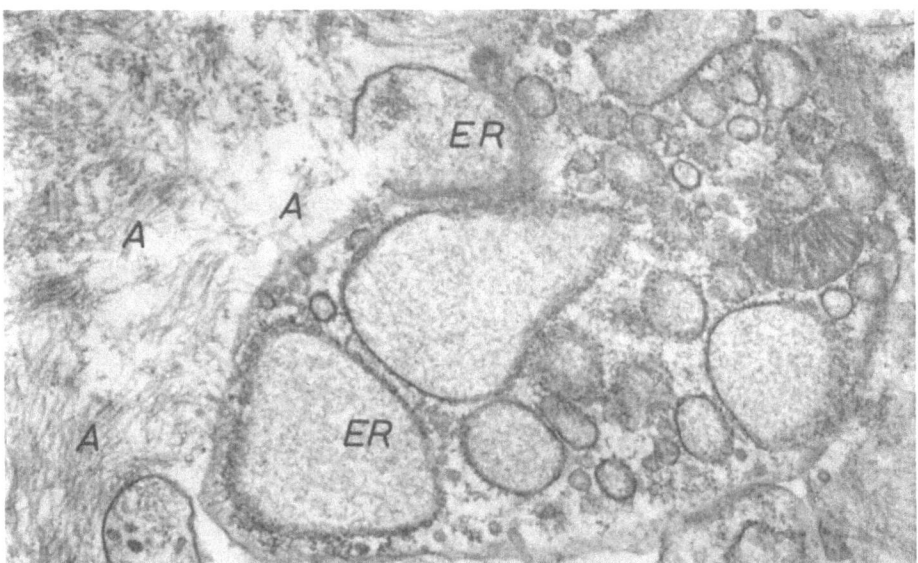

Fig. 6. Mouse, experimental amyloidosis of spleen. Part of a plasma cell with large cisternae of ergastoplasm (*ER*). At the upper left corner a cisterna of ergastoplasm opens into the extracellular space. In close neighbourhood fibrous substance of amyloid (*A*). Magnific.: 30,000 ×

strate that experimental amyloid contains complement containing substances in high amounts. Therefore it seems to us, that the cellular transformation in spleen and

liver and the changes which take place within the respective cellular ergastoplasm
can account for the occurence of complement containing substances, probably antigen-antibody-precipitates in experimental amyloid. Furthermore
it seems tempting to imagine that at places where plasma cells and their
ergastoplasm respectively burst and come into contact with the extracellular space, the fibrous substance of experimental amyloid is precipitated
by an immunological process of some kind. Certainly it has always been felt, that
experimental amyloid and amyloid in human beings may be quite different and
eventually not comparable. In addition the basic process leading to amyloidosis may be different to some respects. To clarify the question of whether or not there
are any structural differences between experimental and human amyloid and
paramyloid, samples of heart, kidney, spleen and tongue of human autopsy cases
were studied by means of the electron microscope. The first example is one of
glomerular amyloid from a kidney of a patient suffering from secondary amyloidosis due to osteomyelitis. The glomerulum is completely filled with the fine-fibrous
substance already shown in experimental amyloid. The same fibrous composition
of amyloid can be seen again in human heart amyloid of an 80 years old man. The
fibers are situated between the muscle fibers, arranged in bundles, the small dark
points indicating cross sections. In an other example, amyloid deposits between
muscle fibers of the tongue in a case of paramyloidosis following multiple myeloma
are shown. At times the fibers are somewhat clumped together, especially in older
amyloid deposits, This unordered array of fibers may well account for the fact, that
older amyloid deposits do not reveal double refringence. And so we may conclude,
that the fibrous component is characteristic for amyloid in general, be it experimental or human as occuring in different diseases. It must be emphasized again, that
these fibers have nothing in common with the fibers of connective tissue.

The effect of autopsy material is a serious barrier in gaining valuable information about the fine structural relationships of cells and amyloid in human
beings. Only in one case of human secondary renal amyloidosis have similar
relationships been observed between ergastoplasm particles and glomerular amyloid. In analogy to the observations made in experimental amyloidosis it might be
worth while in the future to gain more information about fine structural inter-
relationships between plasma cells and amyloid in fresh samples of human amyloidosis.

## Summary

The electron microscope shows that amyloid of diverse origin is fibrillar in
nature. These fibrils differ from connective tissue fibrils, they measure about 100 Å
in thickness. Intimate relations between plasma cells and amyloid can be observed
in experimental amyloid. This relationship is discussed with regard to immuno-
pathological phenomena, mainly the occurrence of complement-binding substances
in amyloid.

## Zusammenfassung

Elektronenmikroskopische Untersuchungen haben ergeben, daß Amyloid ver-
schiedensten Ursprungs fibrillären Charakter hat. Diese Fibrillen unterscheiden
sich von Bindegewebsfibrillen: ihr Durchmesser beträgt ungefähr 100 Å. Bei
experimentellem Amyloid kann man enge Beziehungen zwischen Plasmazellen und

Amyloid beobachten. Diese Beziehungen werden im Lichte immunpathologischer Phänomene, besonders des Auftretens komplementbindender Substanzen im Amyloid, erörtert.

## References

CAESAR, R.: Die Feinstruktur von Milz und Leber bei experimenteller Amyloidose. Z. Zellforsch. **52**, 653—673 (1960).
— Elektronenmikroskopische Untersuchungen an menschlichem Amyloid bei verschiedenen Grundkrankheiten. Path. et Microbiol. **24**, 387—396 (1961).
COHEN, A. S., and E. A. CALKINS: Electron microscopic observations on a fibrous component in amyloid of diverse origin. Nature (Lond.) **183**, 1202—1203 (1959).
KLEIN, P., u. P. BURKHOLDER: Ein Verfahren zur fluoreszenzoptischen Darstellung der Komplementbindung und seine Anwendung zur histoimmunologischen Untersuchung der experimentellen Nierenanaphylaxie. Dtsch. med. Wschr. **84**, 2001—2004 (1959).
KRÜCKE, W.: Die Paramyloidose. Ergebn. inn. Med. Kinderheilk. **11**, 299—378 (1959).
VOGT, A., u. H. G. KOCHEM: Histologische Untersuchungen mit fluoresceinmarkiertem Antikomplement. Z. Zellforsch. **52**, 640—652 (1960).

Dr. R. CAESAR, Department of Pathology, University of Tübingen

Acta Neuropathologica, Suppl. II, 100 (1963)

Postgraduate Medical School, London

# Histochemistry of amyloid and paramyloid

By
A. G. EVERSON PEARSE

## Summary

At the present time there is no histochemical distinction between various types of amyloid, or between amyloid and paramyloid. The classical reactions, metachromasia with crystal violet and positive birefringence after staining with Congo red, are the only ones used to identify amyloid. Proteins which give neither reaction must be called something else.

Histochemical reactions for protein end groups in amyloid confirm, on the whole, the results of amino-acid assay. The one notable exception is the dimethylaminobenzaldehyde reaction for tryptophan which is strongly positive. Recent studies suggest, however, that the specificity of the method for tryptophan is not absolute and that it reacts with neuraminic acid, a known constituent of amyloid.

Methods for acid mucopolysaccharides, especially when performed on fresh frozen sections, are positive (Hale's Dialyzed Iron, Alcian blue) but toluidine blue and other thiazine dyes produce orthochromatic staining. The periodic acid-Schiff method gives a moderate to strong positive result with all types of amyloid but the nature of the component responsible for the reaction has not been established.

An interesting property of amyloid is its ability to concentrate certain dyes from mixtures. Most samples of thionin contain 3 or 4 components, one of which is blue. The affinity of amyloid for this dye might (wrongly) be interpreted as metachromasia.

Amyloid possesses a further property which leads to trouble when attempts are made to localize certain protein fractions by means of the fluorescent antibody technique. This is a strong affinity for protein in general. Amyloid will pick up albumins or globulins from dilute solutions and if these proteins are labelled with fluorescent dyes they are easily localized in or on the amyloid when applied to tissue sections. Blocking of fluorescence by preapplication of unlabelled specific protein (antibody) does *not* mean specific blocking of a contained antigen.

We are left with too many unsolved problems in the histochemistry of amyloid. Particularly outstanding ones concern the origin of amyloid, the mechanism of its secretion (as pre-amyloid), and the mechanism of its conversion to the insoluble and indigestible fibrillar material whose properties we know so well.

Dr. A. G. E. PEARSE,
Department of Pathology, Postgraduate Medical School, Ducane Road, London W. 12, England

Acta Neuropathologica, Suppl. II, 101—110 (1963)

Laboratoire Central de Biochimie de l'Hôpital de Santa Maria et Cliniques de Propédeutique Médicale et de Neurologie (Prof. E. Coelho et Prof. Almeida Lima) de la Faculté de Médecine, Lisbonne

# Etudes sur la paramyloïdose portugaise à forme polynévritique (Type C. Andrade)

## III. Altérations des protéines plasmatiques

Par

**F. Barros, M. Ribeiro do Rosário et L. Antunes**

Avec 6 Figures dans le Texte

Block et coll.[1] ont montré chez des malades souffrant d'une forme familiale de paramyloïdose et appartenant tous à la même famille que l'électrophorèse libre montre soit une onde atypique, la $\alpha\,2$, soit une mauvaise séparation de la $\alpha\,2$ globuline. Dans cette même famille on a trouvé quelques patients présentant des altérations électrophorétiques sans manifestations cliniques. Ceux-ci étaient en moyenne plus jeunes que les patients qui présentaient les premières manifestations cliniques de la maladie.

Dans un cas d'amyloïdose primaire, Chambers et coll.[2] ont montré, par électrophorèse sur papier, une protéine atypique, qu'ils localisent entre la $\alpha\,2$ et la $\beta$ globuline.

De même, Kaufman et Thomas[3], ont trouvé une $\alpha\,2$ globuline atypique dans un cas d'amyloïdose primaire familiale. En raison de l'importance théorique et pratique de ces observations, nous avons recherché par électrophorèse sur papier, et aussi, par immuno-électrophorèse et électrophorèse sur gel d'amidon, qui ont un pouvoir de résolution plus grand, des protéines atypiques chez nos malades.

Nous avons tenté de déterminer le groupe des haptoglobines dans le sérum de nos malades en partant de l'observation de Latner et Zaki[4] qui ont vérifié que la leucémie lymphoïde chronique est plus fréquente chez des personnes appartenant au groupe 1—1 des haptoglobine que chez les autres. Comme nous avons parfois observé une augmentation de la teneur en $\alpha\,2$ globuline dans des cas de paramyloïdose du type portugais et comme Jayle[5] a montré que dans des états inflammatoires l'élévation bien connue des $\alpha\,2$ globuline est due à des haptoglobines, nous avons cru qu'il pouvait être intéressant de déterminer aussi la concentration en haptoglobines.

Le comportement variable de la céruloplasmine, qui elle aussi est une globuline $\alpha\,2$, qui est parfois élevée dans les inflammations chroniques[6] et dans la cirrhose hépatique[7], et qui d'autres fois est abaissée dans des perturbations digestives[8,9], nous a conduit à pratiquer des déterminations de l'activité des oxydases cupriques chez nos malades.

Faber a montré que la teneur en hexosamine était augmentée dans un seul cas[10] et Calkins et Cohen[11] aussi ont retrouvé cette augmentation dans un petit nombre de cas de malades atteints de paramyloïdose. Giles et Calkins[12] ont mis en évidence l'élévation de la teneur en hexosamine dans l'amyloïdose expérimentale. Ces mêmes auteurs[13] ont montré que la substance amyloïde contient des quantités appréciables d'hexosamine. Tous ces faits nous ont conduit à déterminer la teneur en hexosamine du sérum de nos malades.

La présente communication rapporte les résultats d'ensemble de notre travail.

## Matériel et techniques

### A. Matériel

Nous avons étudié dix malades atteints de paramyloïdose du type portugais. Dans tous les cas le diagnostic a été confirmé par la biopsie. Le Tableau 1 résume la symptomatologie clinique de ces patients. La répartition des malades selon leur sexe et l'âge est semblable à ce que l'on

Tableau 1. *Nom, sexe, âge, durée et manifestations cliniques de la maladie*

| Nom et identification | Sexe | Age | Années de durée de la maladie | Gravité du syndrome neurologique | Gravité des symptômes digestifs | Lésions trophiques | Gravité globale des symptômes cliniques |
|---|---|---|---|---|---|---|---|
| IX M.M.T. | M | 61 | 7 | + + | + | + + | + + |
| XII J.D. | M | 39 | 8 | + + + | + + | + | + + + |
| XIV J.S. | M | 29 | 2 | + + | — | — | + + |
| XV J.G.Jr. | M | 66 | 7 | + + + | + + + | + | + + + + |
| XX E.J.S. | F | 48 | 8 | + + + + | + | + | + + + + |
| XXIV D.O. | F | 37 | 7 | + | + + | + | + |
| XXV B.J.C. | F | 57 | 8 | + + + | + + + | + | + + + |
| XXVI A.V. | M | 38 | 2 | ± | + | — | ± |
| XXVII A.B.B. | M | 46 | 9 | + + + | + + + + | — | + + + |
| XXVIII M.I.L. | M | 43 | 3 | + + | + | + | + + |

observe en général dans la paramyloïdose du type portugais. Certains de nos patients ne présentaient que des altérations cliniques légères, d'autres étaient atteints sous une forme de gravité moyenne ou même très grave.

Les valeurs normales ont été déterminées en étudiant dans les mêmes conditions techniques, le sérum d'un nombre variable de donneurs de sang (selon les cas de 10 à 120), tous soldats de l'armée portugaise et tous en bonnes conditions de santé, âgés de 20 à 30 ans.

Le sérum a été examiné le plus rapidement possible après le prélèvement. Pour sa conservation le sérum a toujours été placé soit dans une chambre froid à 4°, soit dans un congelateur à −18°.

## B. Techniques

1. Le dosage des protéines a été fait par la méthode de Wolfson et coll.[14] et l'électrophorèse sur papier selon Grassman et Hannig[15].

2. L'analyse immuno-électrophorétique a été faite selon Grabar et Williams[16] avec des plaques de 107×44 mm. Le sérum témoin était constitué par un mélange d'une vingtaine de sérums d'individus normaux.

La quantité de protéines utilisées, aussi bien pour les normaux que pour les pathologiques, était d'environ 350 μg. Le développement a été fait avec 0,3 ml d'immunosérum de cheval-antisérum humain normal (n° 511 de l'Institut Pasteur de Paris).

3. L'électrophorèse sur gel d'amidon a été faite d'après Smithies[17].

4. La détermination des groupes des haptoglobines a été faite selon la méthode de Laurell[18] et la coloration d'après les indications de Moretti et coll.[19].

5. La concentration des haptoglobines a été déterminée par la méthode de Nyman[20], et la coloration a été pratiquée d'après Owen et coll.[21].

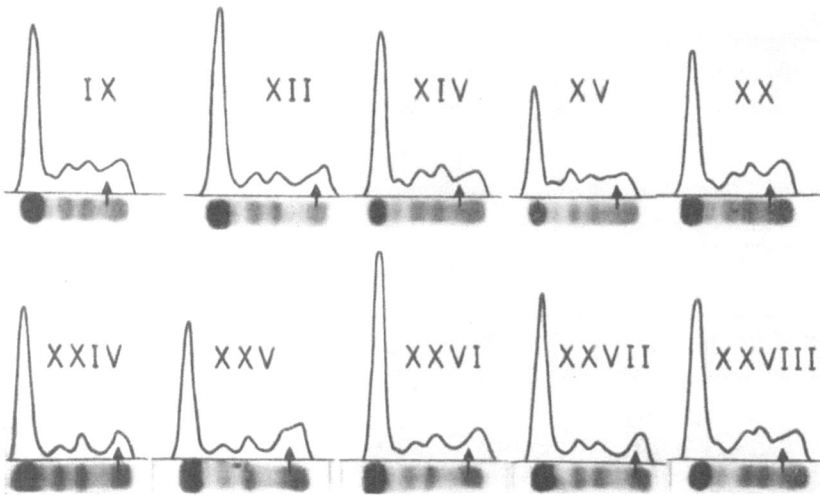

Fig. 1. Électrophorèse sur papier (dix cas)

6. La céruloplasmine a été dosée par son activité oxydasique sur la para-phénylènediamine d'après la méthode de Ravin[22].

7. Le dosage des hexosamines a été fait d'après la méthode de Elson et Morgan[23], modifiée par Winzler[24] et Svennerholm[25].

Nous avons accepté comme normal, selon la proposition de Owen[26], toutes les valeurs comprises entre la moyenne et 2 σ. Les écarts compris entre la moyenne et 2 et 4 σ sont considérés comme d'intensité légère, et ceux, compris entre la moyenne et 4 et 8 σ, comme d'intensité modérée. Les variations graves s'écartent de la moyenne de plus de 8 σ.

## Résultats

Les images obtenues par électrophorèse sur papier sont reproduites dans la Fig. 1. Dans aucun cas nous n'avons observé des modifications atypiques.

Dans les Tableaux 2 et 3 les concentrations en protéines totales et les valeurs relatives et absolues des concentrations des différentes fractions protidiques séparées par électrophorèse sur papier sont reproduites.

Les protéines totales sont en 5 cas en dessous de la normale. Dans 3 cas (IX, XII, XXVII) la diminution est légère, dans deux autres (XV et XX) elle est modérée.

Tableau 2

*Valeurs des protéines totales et des différentes fractions protéiques, en pourcents, après électrophorèse sur papier*

| Cas | Protéines totales g/100 ml | Albumine | α1-globuline | α2-globuline | β-globuline | γ-globuline |
|---|---|---|---|---|---|---|
| IX | 6,50 | 55,5 | 3,1 | 9,4 | 12,0 | 20,0 |
| XII | 6,75 | 62,0 | 2,0 | 9,0 | 10,4 | 17,0 |
| XIV | 6,90 | 55,0 | 5,0 | 11,1 | 13,0 | 16,0 |
| XV | 5,15 | 46,3 | 6,0 | 12,3 | 11,2 | 24,1 |
| XX | 5,35 | 55,0 | 3,1 | 8,0 | 14,5 | 20,0 |
| XXIV | 6,89 | 65,0 | 2,0 | 6,3 | 11,2 | 15,4 |
| XXV | 7,85 | 50,5 | 2,1 | 7,2 | 11,4 | 28,1 |
| XXVI | 7,40 | 65,0 | 2,0 | 6,0 | 11,4 | 16,3 |
| XXVII | 6,40 | 59,4 | 2,2 | 10,0 | 10,2 | 18,0 |
| XXVIII | 7,05 | 57,1 | 4,0 | 11,1 | 10,8 | 16,4 |
| Normal (n = 86) | | | | | | |
| m | 7,52 | 61,2 | 3,60 | 8,23 | 10,96 | 16,06 |
| ± 2 σ | 6,88—8,16 | 54,6—67,9 | 1,9—5,3 | 5,7—10,8 | 8,1—13,8 | 10,22—21,9 |

Tableau 3

*Valeurs des protéines totales et des différentes fractions protéiques, en valeurs absolues, aprés électrophorèse sur papier*

| Cas | Protéines totales g/100 ml | Albumine g/100 ml | α1-globuline g/100 ml | α2-globuline g/100 ml | β-globuline g/100 ml | γ-globuline g/100 ml |
|---|---|---|---|---|---|---|
| IX | 6,50 | 3,60 | 0,20 | 0,61 | 0,78 | 1,30 |
| XII | 6,75 | 4,18 | 0,13 | 0,61 | 0,70 | 1,16 |
| XIV | 6,90 | 3,80 | 0,34 | 0,76 | 0,90 | 1,10 |
| XV | 5,15 | 2,38 | 0,31 | 0,63 | 0,57 | 1,24 |
| XX | 5,35 | 2,94 | 0,16 | 0,41 | 0,77 | 1,07 |
| XXIV | 6,89 | 4,41 | 0,14 | 0,43 | 0,76 | 1,06 |
| XXV | 7,85 | 4,02 | 0,16 | 0,56 | 1,02 | 2,20 |
| XXVI | 7,40 | 4,81 | 0,15 | 0,44 | 0,84 | 1,20 |
| XXVII | 6,40 | 3,80 | 0,14 | 0,64 | 0,65 | 1,15 |
| XXVIII | 7,05 | 4,02 | 0,22 | 0,78 | 0,76 | 1,16 |
| Normal (n = 86) | | | | | | |
| m | 7,52 | 4,59 | 0,27 | 0,62 | 0,82 | 1,21 |
| ± 2 σ | 6,88—8,16 | 4,01—5,17 | 0,15—0,39 | 0,42—0,82 | 0,60—1,04 | 0,91—1,51 |

Pour l'albumine nous avons trouvé dans 5 cas des valeurs en dessous de la normale, dans 3 cas (IX, XIV, XXVII) cette diminution est légère, dans 1 cas (XX) elle est modérée et dans un autre cas (XV) elle est grave.

Dans un seul cas nous trouvons une augmentation modérée de la teneur absolue en globulines qui se rapporte avant tout aux γ globulines (XXV). En ce qui concerne les valeurs relatives, elles sont élevées une fois pour la α 1 globuline (XV), 3 fois pour la α 2 (XIV, XV, XXVIII), une fois pour la β (XX) et 2 fois pour la γ (XV, XXV). Dans tous les cas l'augmentation est légère, à l'exception d'un cas (XXV) où l'augmentation des γ a été modérée.

L'immuno-électrophorèse ne nous a pas permis de mettre en évidence un antigène inconnu. Cette méthode a cependant révélé quelques altérations intéressantes chez nos malades. Il nous semble ainsi, que la lipoprotéine rapide était élevée dans 4 cas (IX, XII, XV, XX), la α1 principale dans 2 cas (XII, XX), l'haptoglobine dans 4 cas (XV, XXVI, XXVII, XXVIII), la α2 macroglobuline dans presque tous les cas, de même que les lipoprotéines lentes, la β2A était augmentée dans

3 cas (XIV, XV, XX) et la β2M dans 3 cas également (IX, XX, XXV). La Fig. 2 donne une idée de ce genre d'altérations.

Nous ne rappelons ici que les altérations que nous avons retenues, mais il faut remarquer que nous n'avons pas déposé une quantité constante de sérum, mais une quantité constante de protéines. Cela nous a semblé indispensable car nous nous trouvions en présence de cas d'hypoprotéinémie.

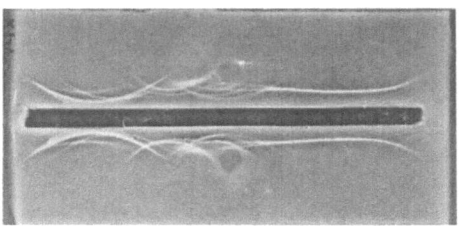

Fig. 2. Image immuno-électrophorétique obtenue dans un cas. En haut mélange de sérum normaux, en bas sérum malade

La diminution de la teneur dans les différentes fractions n'est pas nécessairement identique. Nous devons donc être prudents dans l'interprétation de nos résultats.

L'électrophorèse sur gel d'amidon (Fig. 3) n'a montré dans aucun de nos cas une fraction protidique qui ne soit déjà connue comme existant chez des indi-

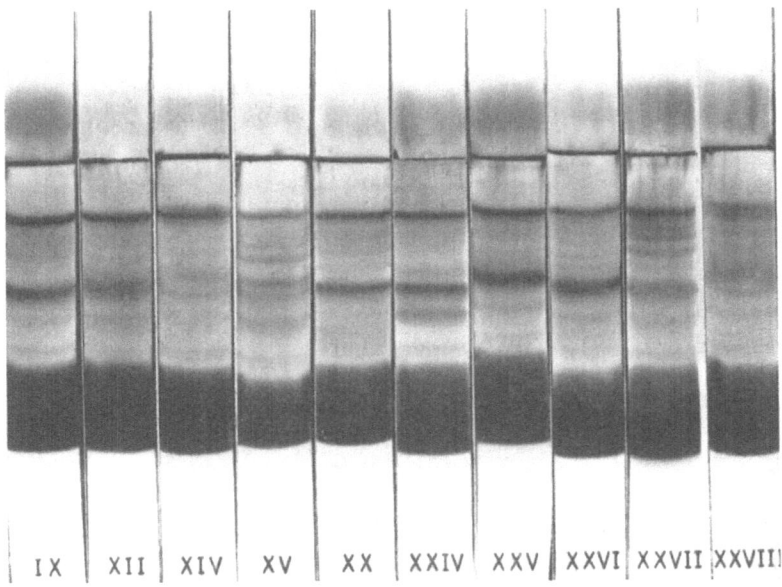

IX | XII | XIV | XV | XX | XXIV | XXV | XXVI | XXVII | XXVIII

Fig. 3. Électrophorèse sur gel d'amidon (dix cas)

vidus normaux ou souffrant de maladies différentes de la paramyloïdose[17,27-29]. La fréquence de l'apparition des différents groupes d'haptoglobines est représentée dans le Tableau 4. La distribution de nos malades entre les différents groupes est à peu près identique chez les témoins et chez nos patients.

Les concentrations en haptoglobine sont reproduites dans la Fig. 4. Elles sont augmentées en 3 cas (XV, XXVII, XXVIII). Nous avons renoncé ici à la classification habituelle

Tableau 4. *Fréquence des groupes des haptoglobines*

| | Groupe | | |
|---|---|---|---|
| | 1—1 %  | 2—1 %  | 2—2 %  |
| Normal (n = 120) | 20,0 | 43,0 | 37,0 |
| Malades (n = 10) | 10,0 | 40,0 | 50,0 |

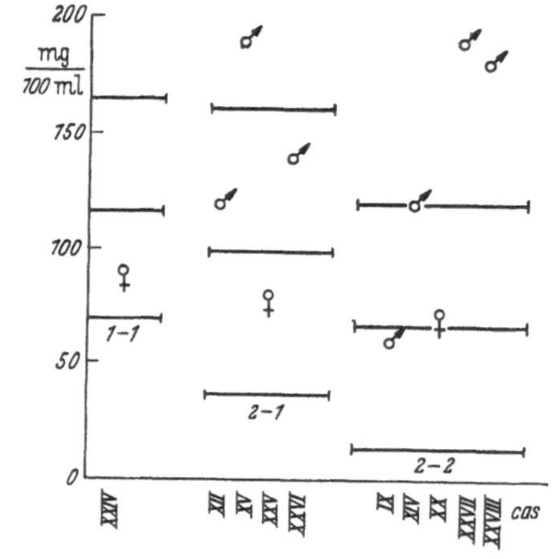

Fig. 5

Fig. 4

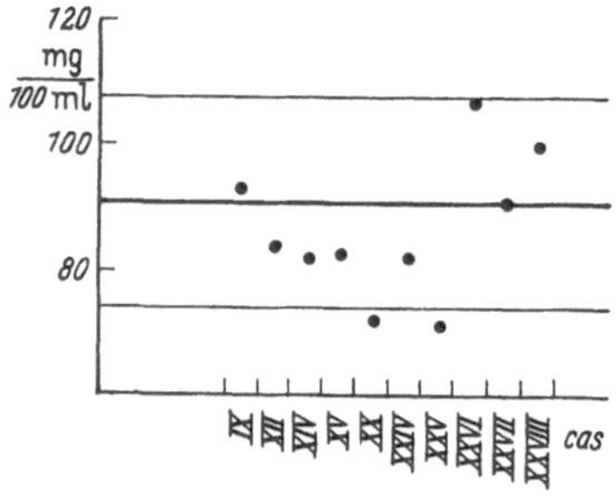

Fig. 6

Fig. 4. Valeurs des haptoglobines en mg/100 ml, prises groupe par groupe, avec indication de la valeur moyenne des sujets normaux (n = 22 pour le groupe 1—1, n = 36 pour le groupe 2—1, n = 29 pour le groupe 2—2) et de la valeur ± 2σ

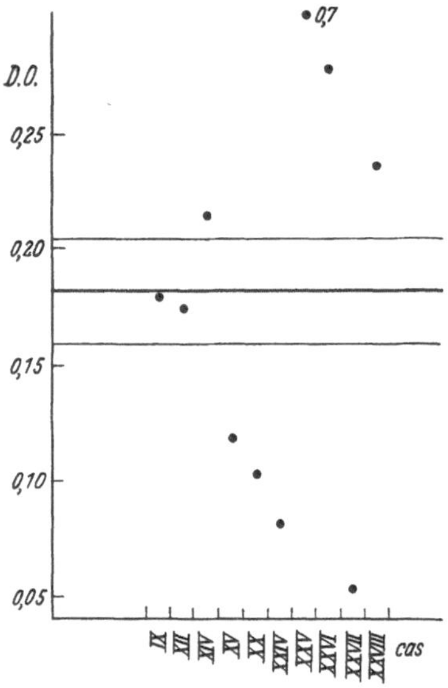

Fig. 5. Valeurs de la céruloplasmine en D.O., avec indication de la valeur moyenne des sujets normaux (n = 10) et de valeur ± 2σ

Fig. 6. Valeurs de l'hexosamine en mg/100 ml, avec indication de la valeur moyenne des sujets normaux (n = 10) et de la valeur ± 26

des modifications par rapport à la normale et nous présentons nos résultats sous réserve: les valeurs normales ont été déterminées chez 87 donneurs de sang dont l'âge moyen était inférieur à celui de nos malades.

Les valeurs des teneurs en céruloplasmine montrent les plus fortes variations (Fig. 5): dans 4 cas nous avons trouvé une baisse de l'activité oxydasique sur la PPD, modérée dans 3 cas (XV, XX, XXIV), grave dans un cas (XXVII). Dans 4 cas nous avons trouvé une augmentation, légère dans un cas (XIV), modérée dans 2 cas (XXVI, XXVIII) et grave dans un quatrième cas (XXV). Les hexosamines (Fig. 6) ne nous semblent pas modifiées de façon significative.

## Commentaire

Il est difficile de faire des commentaires et il est certainement téméraire d'avancer des conclusions avec ces résultats qui ne sont que préliminaires et fort incomplets.

L'existence d'une protéine atypique dans le sérum des malades avec paramyloïdose du type portugais, n'a pas été démontrée par ces recherches. En effet, si l'on admet que dans l'apparition éventuelle d'une fraction atypique, on doit retrouver des lipoprotéines[1], il est évident que l'électrophorèse sur papier ne montrera des anomalies que dans des cas exceptionnels. Si dans cette fraction atypique on a, en dehors des lipoprotéines, d'autres protéines physiologiques du groupe $\alpha 2$ globuline, l'immuno-électrophorèse donnera des lignes de précipitation plus intenses pour les lipoprotéines rapides et lentes, et aussi pour quelques autres protéines du groupe $\alpha 2$. Des résultats identiques, c'est-à-dire, l'intensification des bandes des différentes $\alpha 2$, devront être obtenus par électrophorèse en gel d'amidon. Par contre si la protéine augmentée se trouve en dehors de la lipoprotéine, et s'il s'agit d'une protéine que l'on retrouve normalement mais en quantité infime dans le sérum normal, il est aussi possible d'envisager que la teneur en antigène du sérum peut être insuffisante pour provoquer la formation d'anticorps chez certains animaux; même au cas ou il y aurait production d'anticorps, la proportion relative de ceux-ci et de l'antigène pourrait ne pas être la plus convenable pour permettre de detecter une ligne de precipitation. Enfin, si nous nous trouvions en présence d'une para-protéine, elle ne pourrait être décelée que par des immunosérums spécifiques. Il faudrait examiner les sérums de nos malades par électrophorèse en veine liquide. Nous n'avons pas encore pu le faire.

Nous ne savons pas quels sont les mécanismes qui peuvent provoquer l'hypo-albuminémie chez nos malades. Il est probable qu'elle soit due à un apport alimentaire insuffisant en raison des troubles digestifs, qui parfois provoquent des restrictions volontaires chez eux. L'existence d'un syndrome de mauvaise absorption a déjà été prouvée d'autre part chez quelques uns de nos patients.

On ne peut pas exclure une perturbation de la synthèse de l'albumine, quoique nous n'ayons pas trouvé de lésion hépatique par l'épreuve de la BSP. Récemment GROS et coll.[30] ont suggéré la possibilité d'une diminution de la synthèse de l'albumine, sans altérations histologiques ou modifications biochimiques chez des sujets alcooliques. Dans les cas de nos malades, quel que soit le niveau des protéines totales, la concentration absolue en globulines reste normale de façon constante, sauf dans un cas (XXV), ce qui pourrait démontrer une diminution des possibilités de synthèse des protéines au niveau du foie. Nous n'avons pas pu montrer du côté rénal une perte anormale de protéines. La possibilité de perte de protéines par voie digestive doit cependant être retenue. Il faut aussi retenir la possibilité d'un catabolisme exagéré des protéines, et la possibilité d'une augmentation de la perméabilité capillaire périphérique.

Le tableau clinique de nos malades est dominé par trois types d'altérations principales: les lésions nerveuses, les troubles digestifs et les lésions trophiques. Il est par conséquent raisonable de s'attendre à trouver des altérations des protéines plasmatiques différentes selon la prédominance des lésions au moment où l'examen est pratiqué.

Lorsque les lésions digestives prédominent on observera probablement une hypoprotéinémie, accompagnée d'hypoalbuminémie et d'une baisse de la céruloplasmine; lorsque les lésions prédominantes sont les altérations sphinctériennes, qui peuvent être la cause d'infections, il est logique d'envisager que l'on retrouvera en dehors de l'hypoalbuminémie, une augmentation des $\alpha 2$, spécialement des haptoglobines et de la céruloplasmine. Enfin si on considère les cas avancés, où les différentes lésions coexistent, le tableau devient plus confus et on peut observer les différents types d'altérations, selon la gravité relative des lésions. Cependant on retrouve toujours une hypoalbuminémie, qui traduit la gravité de la maladie. L'augmentation des lipoprotéines et de la $\alpha 2$ macroglobuline montrée régulièrement par l'immuno-électrophorèse, ne sont peut-être, dans nos conditions de travail, que la conséquence de la différence d'âge moyen entre nos témoins et nos malades, ou, encore, lorsqu'il s'agit de modifications relatives et non absolues, elles peuvent être les conséquences des altérations de la perméabilité capillaire périphérique.

Le dosage d'hexosamines rappelle les résultats rapportés par Jackson et coll.[31] et nous n'avons rien à ajouter à leurs commentaires. Signalons encore avant de terminer, que nos résultats ne nous permettent pas d'indiquer une préférence de la maladie pour quelque groupe génétique que ce soit, tels qu'ils sont définis par les haptoglobines.

### Résumé

1. Les protéines plasmatiques ont été étudiées chez dix malades atteints de paramyloïdose du type portugais.

2. L'électrophorèse sur papier ou sur gel d'amidon, aussi bien que l'immuno-électrophorèse, n'ont pas révélé la présence d'une protéine atypique.

3. Les altérations du spectre protéique observées sont inconstantes, et semblent être la conséquence de la juxtaposition dans le tableau clinique de lésions nerveuses, digestives et trophiques, avec une intensité variable. Le degré de l'hypoalbuminémie pourrait cependant traduire la gravité du processus.

4. L'augmentation des lipo-protéines et de l'$\alpha 2$ macroglobuline dans l'immuno-électrophorèse est discutée.

5. La concentration en hexosamines reste normale dans presque tous les cas.

6. Il n'y a pas de prédilection de la maladie pour quelque groupe de haptoglobine que ce soit.

### Summary

1. In 10 patients suffering from paramyloidosis of the Portuguese type, the plasma proteins were studied.

2. Neither paper- nor immuno-electrophoresis succeeded in identifying an atypical protein.

3. The observed changes of the protein spectrum differ and appear to correspond to the varying extent of the nervous, digestive and trophic disorders prominent in the clinical picture. However, the degree of hypoalbuminemia might indicate the severity of the process.

4. The increased content of lipoproteins and of $\alpha$-2-macroglobulin observed in immuno-electrophoresis is discussed.

5. In most cases the hexosamine concentration remains normal.

6. There is no predilection as to affection, by the disease, of any special group of haptoglobulins.

## Bibliographie

[1] BLOCK, W. D., J. G. RUKAVINA and A. C. CURTIS: Serum electrophoretic studies on patients with familial primary systemic amyloidosis. J. Lab. clin. Med. **47**, 357 (1956).

[2] CHAMBERS, R. A., W. E. MEDD and H. SPENCER: Primary amyloidosis with special reference of the nervous system. Quart. J. Med. **27**, 207 (1958).

[3] KAUFMAN, H. E., and L. B. THOMAS: Vitreous opacities diagnostic of familial primary amyloidosis. New Engl. J. Med. **261**, 1267 (1959).

[4] LATNER, A. L., and A. H. ZAKI: Clinical uses of starch gel electrophoresis with special reference to leukaemia. Clin. chim. Acta **5**, 22 (1960).

[5] JAYLE, M. F., et G. BOUSSIER: Lés sérumocoides du sang. Leurs relations avec les mucoprotéines de la substance fondamentale du tissu conjonctif. Expos. ann. Biochim. méd. **17**, 157 (1955).

[6] MARKOWITZ, H., C. J. GUBLER, J. P. MAHONEY, G. E. CARTWRIGHT and M. M. WINTROBE: Studies on copper metabolism. XIV. Copper, ceruloplasmin and oxidase activity in sera of normal human subjects, pregnant women, and patients with infection, hepatolenticular degeneration and the nephrotic syndrome. J. clin. Invest. **34**, 1498 (1955).

[7] GUBLER, C. J., H. BROWN, H. MARKOWITZ, G. E. CARTWRIGHT and M. M. WINTROBE: Studies on copper metabolism. XXIII. Portal (Laennecs) cirrhosis of the liver. J. clin. Invest. **36**, 1208 (1957).

[8] BUTTERWORTH, C. E., C. J. GUBLER, G. J. CARTWRIGHT and M. M. WINTROBE: Studies on copper metabolism. XXVI. Plasma copper in patients with tropical sprue. Proc. Soc. exp. Biol. (N. Y.) **98**, 594 (1958).

[9] ZIPURSKY, A., H. DEMPSEY, H. MARKOWITZ, G. E. CARTWRIGHT and M. M. WINTROBE: Studies on copper metabolism. XXIV. Hypocupremia in infancy. Amer. J. Dis. Child. **96**, 148 (1958).

[10] FABER, M.: Serum glucosamine with particular regard to its significance in connection with origin of amyloid deposits. Acta med. scand. Suppl. **206**, 351 (1948).

[11] CALKINS, E., and A. S. COHEN: Similarity of serum protein changes in primary and secondary amyloidosis. J. clin. Invest. **38**, 993 (1959).

[12] GILES, R. B., jr., and E. CALKINS: The relationship of serum hexosamine, globulins, antibodies to experimental amyloidosis. J. clin. Invest. **37**, 846 (1958).

[13] — — Studies of the composition of secondary amyloid. J. clin. Invest. **34**, 1476 (1955).

[14] WOLFSON, W. Q., C. COHN, E. CALVARY and F. ICHIBA: Studies in serum proteins. V. A rapid procedure for the estimation of total protein, true albumin, total globulin, alpha globulin, beta globulin and gamma globulin in 1.0 ml of serum. Amer. J. clin. Path. **18**, 723 (1948).

[15] GRASSMANN, W., u. K. HANNIG: Ein einfaches Verfahren zur Analyse der Serumproteine und anderen Proteingemische. Naturwissenschaften **37**, 496 (1950).

[16] GRABAR, P., et C. A. WILLIAMS jr.: Méthode immuno-électrophorètique d'analyse de mélanges de substances antigéniques. Biochim. biophys. Acta (Amst.) **17**, 67 (1955).

[17] SMITHIES, O.: Zone electrophoresis in starch gels: Group variations in the serum proteins of normal human adults. Biochem. J. **61**, 629 (1955).

[18] LAURELL, C. B.: Determination of the haptoglobin group. Scand. J. clin. Lab. Invest. **11**, 18 (1959).

[19] MORETTI, J., G. BOUSSIER et M. F. JAYLE: Réalisation technique et premières applications de l'électrophorèse sur gel d'amidon. Bull. Soc. Chim. Biol. (Paris) **39**, 593 (1957).

[20] NYMAN, M.: Serum haptoglobins. Methodological and clinical studies. Scand. J. clin. Lab. Invest. Suppl. **39**, 11 (1959).

[21] OWEN, J. A., H. J. SILBERMAN and C. GOT: Detection of haemoglobin, haemoglobin-haptoglobin complexes and other substances with peroxidase activity after zone electrophoresis. Nature (Lond.) **182**, 1373 (1958).

[22] RAVIN, H. A.: Rapid test for hepatolenticular degeneration. Lancet **1956** I, 726.

[23] Elson, L. A., and W. T. J. Morgan: A colorimetric method for the determination of glucosamine and chondrosamine. Biochem. J. **27**, 1824 (1933).

[24] Winzler, R. J.: Determination of serum glycoproteins. Meth. biochem. Anal. **1955** II, 279.

[25] Svennerholm, L.: The determination of hexosamines with special reference to nervous tissue. Acta Soc. Med. upsalien. **61**, 287 (1956).

[26] Owen, J. A.: Paper electrophoresis of proteins and protein-bound substances in clinical investigations. Advanc. clin. Chem. **1958** I, 237.

[27] Poulik, M. D., and O. Smithies: Comparison and combination of the starch-gel and filter-paper electrophoretic methods applied to human sera: two-dimensional electrophoresis. Biochem. J. **68**, 636 (1958).

[28] Perth, J. H., R. E. Engle, K. R. Woods and M. H. Sleisenger: Preliminary studies on quantitative zone electrophoresis in starch-gel. J. Lab. clin. Med. **54**, 572 (1959).

[29] Moretti, J., G. Boussier, M. Hugou et L. Hartmann: Recherche des correspondances entre les résultats des électrophorésis sur papier, a travers un gel d'amidon et de l'immunoélectrophorèse en gélose des protéines du sérum. Bull. Soc. Chim. Biol. (Paris) **41**, 79 (1959).

[30] Gross, P. A. M., L. J. Embree, P. Bally, J. C. Shipp and G. W. Thorn: Hypoalbuminemia (with anasarca) due to hypercatabolism, serum protein exsudation into the gastroentestinal tract, increased capillary permeability and hypoanabolism. The unusual occurrence of increased capillary permeability temporarily reversed by human growth hormone therapy. Amer. J. Med. **29**, 386 (1960).

[31] Jackson, C. E., W. D. Block and W. C. Ratliff: Serum hexosamine content and urinary acid mucopolysaccharide excretion in hereditary primary amyloidosis. J. Lab. clin. Med. **56**, 544 (1960).

Dr. F. Barros,
Laboratoire Central de Biochimie de l'Hôpital de Santa Maria, Lisbonne, Portugal

Acta Neuropathologica, Suppl. II, 111—113 (1963)

Service de Microbiologie Médicale (Prof. R. H. Regamey), Institut d'Hygiène, Genève

# La contribution de l'immuno-électrophorèse à l'étude des paramyloïdoses: possibilités et limites

Par
**J.-J. Scheidegger**

Avec 3 Figures dans le Texte

Peut-on, par des techniques immunologiques, et en particulier par l'immuno-électrophorèse, espérer de mettre en évidence des protéines particulières dans le sérum de malades atteints de paramyloïdose ?

Pour essayer de répondre à cette question, nous allons rapidement faire le point des connaissances actuelles dans deux paraprotéinoses caractéristiques : la macroglobulinémie de Waldenström et le myélome.

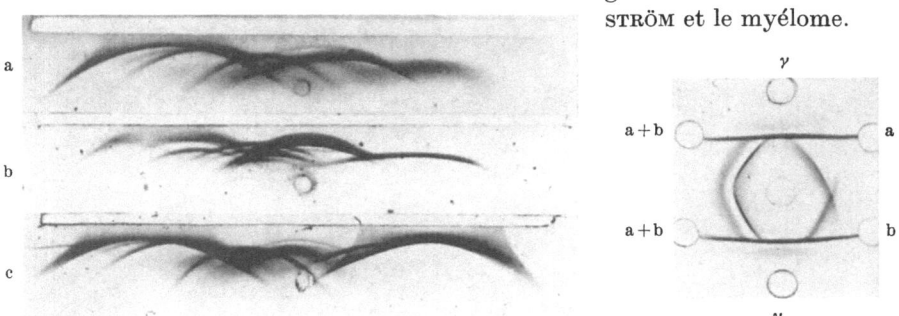

Fig. 1a—c. Immuno-électrophorèses de paraprotéinémies, révélées par un immunsérum anti-sérum humain normal (cheval 31, Institut Pasteur). a Macroglobulinémie de Waldenström; b et c Myélomes

Fig. 2. Relations antigéniques entre les protéines de Bence-Jones et les γ-globulines. Double diffusion selon Ouchterlony. Au centre: immunsérum anti-sérum humain normal. Autour: différents antigènes: γ = γ-globulines; a et b deux protéines de Bence-Jones différentes

La Fig. 1 représente les immuno-électrophorèses d'un sérum de macroglobulinémie de Waldenström et de deux sérums de myélome. De telles images sont actuellement bien connues et il n'est point besoin d'insister sur leurs particularités, qui sont frappantes. Le fait le plus étonnant est sans doute la mise en évidence d'anomalies au moyen d'immunsérums anti-protéines normales. L'explication en paraît pourtant simple et va nous servir à discuter les possibilités d'application de l'immuno-électrophorèse à la paramyloïdose. Le raisonnement s'applique en fait aux γ-globulines, mais il reste valable pour toute autre composante.

Les γ-globulines sont des édifices complexes. Leur étude immunologique a conduit à d'intéressantes constatations. En effet, comme Korngold l'a montré[2], les protéines de Bence-Jones (P. B.-J.) donnent, en double diffusion selon la technique d'Ouchterlony, une réaction croisée avec les γ-globulines humaines normales lorsqu'elles sont mises en présence d'anticorps anti-γ-globulines. Comme le montre la Fig. 2, les deux P.B.-J. étudiées ne sont pas identiques entre elles, mais sont chacune partiellement identiques aux γ-globulines. Les P.B.-J. forment donc des parties intégrantes des γ-globulines, et l'immunsérum contient des anticorps distincts contre chacune de ces parties. Par conséquent il n'y a pas un anticorps anti γ-globuline, mais plusieurs, chacun dirigé contre un groupement déterminant spécifique. Les divers immunsérums contiennent ces anticorps en proportions variables, de sorte qu'ils ne sont pas tous équivalents.

Les γ-globulines myélomateuses, de même que les P.B.-J., sont des produits d'une synthèse aberrante par des cellules tumorales. Nous avons remarqué[4] que ces protéines se signalent en général par l'absence de l'un ou l'autre des déterminants portés par les γ-globulines normales. On peut supposer que les γ-globulines

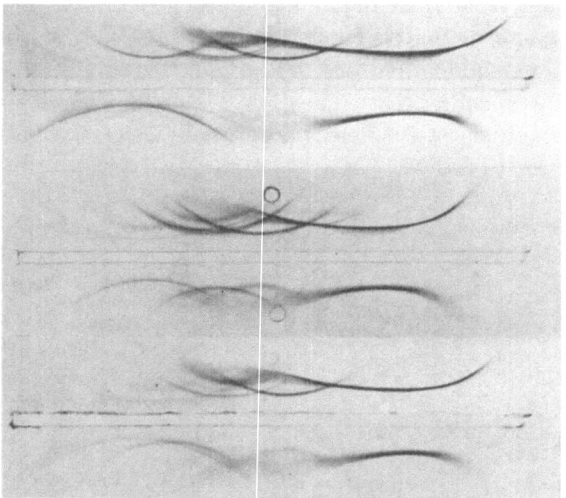

Fig. 3. Immuno-électrophorèses de trois cas de paramyloïdose révélés par l'immunsérum anti-sérum humain normal (cheval 31, Institut Pasteur)

incomplètes sont lâchées prématurément dans la circulation. Suivant le poids moléculaire de ces protéines, elles demeurent dans la circulation ou sont éliminées par le rein sous forme de P.B.-J.

Notons que ces paraprotéines possèdent donc en partie une constitution normale. C'est cette partie que les immunsérums anti-protéines normales peuvent révéler, de même qu'ils peuvent signaler l'absence d'une partie normale. Mais il est concevable que la paraprotéine possède un ou plusieurs sites anormaux, en remplacement des fragments normaux manquants. De tels sites ne seront évidemment pas révélés par les immunsérums anti-protéines normales. En fait, des caractères de ce type ont pu être démontrés dans certains β-myélomes[5] et dans les macroglobulinémies de Waldenström[1].

Nous avons eu l'occasion d'examiner trois cas de paramyloïdose de type portugais (Fig. 3). Aucune anomalie n'a pu y être mise en évidence.

Ces résultats négatifs n'excluent pourtant nullement la présence d'une protéine particulière:

— D'une part, l'anomalie peut porter sur un site des $\gamma$-globulines contre lequel notre immunsérum (cheval 31 de l'Institut Pasteur) ne possédait pas d'anticorps.

— D'autre part, il pourrait s'agir d'une protéine dérivant d'une fraction encore non reconnue à l'immuno-électrophorèse, par exemple la fraction $\alpha'_2$ des auteurs américains[3].

— Enfin, nous pouvons avoir affaire à une protéine entièrement anormale.

Dans les trois cas il serait souhaitable d'obtenir des immunsérums spécifiques, que l'on pourrait obtenir par l'injection, à des animaux, du sérum total de quelques malades.

De même, l'obtention d'immunsérums contre la substance amyloïde elle-même permettrait éventuellement de déceler des précurseurs dans le sérum.

Il convient de rappeler pour terminer, que dans ce domaine un résultat négatif ne doit pas être considéré comme définitif. L'adaptation des méthodes à un problème bien déterminé est une des conditions de la ré ussite de la recherche.

## Bibliographie

[1] HABICH, H., et A. HAESSIG: Vox Sang. (Basel) **3**, 99 (1953) anc. série.

[2] KORNGOLD, L., and R. LIPARI: Proc. Amer. Ass. Cancer Res. 2, 29 (1955).

[3] RUKAVINA, J. G., W. D. BLOCK, CH. E. JACKSON, H. F. FALLS, J. H. CAREY and C. CURTIS: Medicine (Baltimore) **35**, 239 (1956).

[4] SCHEIDEGGER, J.-J., et C. BUZZI: Rev. franç. Étud. clin. biol. **2**, 895 (1957).

[5] WUHRMANN, F. H., CH. WUNDERLY and A. HAESSIG: Brit. J. exp. Path. **31**, 507 (1950).

Dr. J. J. SCHEIDEGGER,
Service de Microbiologie Médicale, Institut d'Hygiène, Genève, Suisse

Acta Neuropathologica, Suppl. II, 114—116 (1963)

Laboratory of the Medical Clinic, University of Ghent, Ghent, Belgium

# High Voltage Agar Gel Electrophoresis as a Possible Aid in the Study of Proteins Occuring in Primary Amyloidosis

By

### R. J. Wieme *

### *High voltage agar gel electrophoresis and myeloma*

High voltage agar gel electrophoresis has proved to be of great value in the study of the numerous protein anomalies occurring in myeloma and related conditions. Its resolving power exceeds that of Tiselius electrophoresis and electrophoretic mobilities of abnormal protein appearing in the serum or in the urine, can be measured with great precision.

With this technique one or more abnormal proteins are demonstrated in the serum or urine of almost all patients presenting myeloma. As an example we refer to Table 1 in which the results of 55 cases are summarized.

Table 1. *Abnormal proteins found in cases of myeloma or macroglobulinaemia*

| | Number of abnormal protein fractions | Number of cases |
|---|---|---|
| In serum | 0 | 1 |
| | 1 | 34 |
| | 2 | 15 |
| | 3 | 4 |
| | 4 | 1 |
| In urine | 0 | 4 |
| | 1 | 5 |
| | 2 | 8 |
| | 3 | 3 |
| | 4 | 2 |
| | 5 | 7 |
| | 6 | 1 |

On Table 1 it can be seen that in only one single case no abnormal protein was demonstrated in the serum. Of the 30 samples which could be examined for the presence of Bence Jones protein, only 4 proved negative.

The study of urine in which no protein or only traces are found with routine procedures, proved especially rewarding: upon concentration by ultrafiltration nearly always a Bence Jones proteinuria was demonstrated. In those cases paper electrophoresis, applied to the same concentrated material, regularly failed to give a clear answer.

Equally impressive is the great number of abnormal proteins which may be demonstrated in the serum or, more often, in the urine. This feature too is only revealed by high voltage agar gel electrophoresis since resolving power has to be of outstanding quality if the very small differences in mobility that separate those fractions, should be evidenced.

### *The technique of high voltage electrophoresis using agar gel*

Although agar gel has inherent favorable properties as an electrophoretic medium, it is only the special modification we described, which will reveal all those anomalies and give precise figures concerning electrophoretic mobilities.

---

* R. J. Wieme is an associate of the National Foundation for Scientific Research in Belgium.

One should not rely on observations gained by applying a simple technique of agar gel electrophoresis, to make definitive statements concerning the absence of abnormal proteins. Details concerning high voltage electrophoresis in an agar gel are to be found in a previous paper or in a monograph which is to published[1,2]. It is sufficient to state here that the sample is applied as a very narrow band and that field strengths of approximately 20 volt/cm are used. Duration of the run is only 25 min. Cooling and sealing of the electrophoresis plate is assured by immersing the layer in petroleum ether. The apparatus is of relative simplicity and its dimensions are small since the fractionation is effected on microscope slides covered with the agar gel. Quantitation is obtained by scanning in steps of $^1/_4$ mm and recording extinction values on a Varicord (Lumetron). Mobilities are measured in reference to pure human albumin run on the same plate; thus $m_r$-values are calculated corresponding to the "relative electrophoretic mobility" of those proteins.

### Its possible use in the study of primary amyloidosis

It can be accepted that classical electrophoretic techniques have failed to demonstrate any specific modification in the protein pattern of the serum, except perhaps for the special $\alpha_2$-fraction demonstrated by Tiselius electrophoresis[4].

This does not mean, however, that one should abandon electrophoresis altogether when studying that disease. We suggest, on the contrary, that high voltage electrophoresis could be of great help. This we base on the following considerations.

1. We have obtained interesting results in a somewhat related field. Indeed, in cases of reticulosis in its broad sense, we very regularly found minor modifications in the serum proteins which strongly recall the M-like proteins of myeloma. Even more, in the urine concentrated by ultrafiltration, in nearly half the cases proteins were demonstrated which probably are of the Bence Jones type. Those abnormal proteins are only present in small concentration and call for a very sensitive technique to be revealed.

Reticulosis, undoubtedly, is to be related to myeloma. But amyloidosis too is connected with myeloma: amyloid is very regularly found in the immediate vicinity of plasma cells. Systemic amyloidosis is sometimes associated with myeloma. Thus it should not be excluded that some correlation will be found between deposits of amyloid and modifications in the $\gamma$-globulins.

2. In cases of primary amyloidosis with neurological localisation of the Andrade type, the cerebrospinal fluid should receive due attention as to its protein composition. It was demonstrated by LOWENTHAL, KARCHER and VAN SANDE[3] that high voltage agar gel electrophoresis is eminently suited to the study of that material, especially if concentrated by ultrafiltration.

3. Amyloid itself could be studied. This protein is, however, insoluble and thus cannot be submitted to electrophoresis. But experiments could be conducted first to isolate that protein and then to break it down in a known specific way, in order to obtain soluble fragments. *Isolation* could be achieved by preparative centrifugation in a density gradient. To apply microanalytical techniques, even milligram quantities would be sufficient and agar gel electrophoresis can be performed on a few micrograms of material. To obtain *soluble fragments*, selective enzymic digestion should be tried.

8*

It is stressed, in this connection, that with simple zone electrophoresis in an agar gel, no difficulties are encountered that arise from the side of the antiserum, as is the case with immuno-electrophoresis. In fact, zone electrophoresis and immuno-electrophoresis in an agar gel are not to be confused. Neither should they be opposed: they yield specific results and suffer specific limitations. But, as a general rule, it should be stated that in those cases where immuno-electrophoresis is called upon, one should not forget to complement its data by zone electrophoresis in the same medium, effected under optimal conditions.

## Conclusions

We suggest that simple zone electrophoresis in agar gel could be used to supplement immuno-electrophoretic analysis applied to serum, urine or cerebrospinal fluid in cases of primary amyloidosis. This suggestion is based on considerations which are largely speculative.

We nevertheless insist on a systematic examination of urine and cerebrospinal fluid, both to be concentrated by ultrafiltration. As a further step, the study of amyloid itself could be undertaken.

## Zusammenfassung

Wir schlagen vor, in Fällen von primärer Amyloidose die Zonenelektrophorese in Agargel als Ergänzung zur immunelektrophoretischen Analyse von Blutserum, Harn und Cerebrospinalflüssigkeit zu verwenden. Dieser Vorschlag stützt sich auf weitgehend spekulative Überlegungen.

Trotzdem halten wir an der Notwendigkeit einer systematischen Untersuchung des Harns und der Cerebrospinalflüssigkeit, beide durch Ultrafiltration konzentriert, fest. Weiters könnte das Amyloid selbst untersucht werden.

## References

[1] WIEME, R. J.: Clin. chim. Acta 4, 317 (1959).
[2] — Agar Gel Electrophoresis. Amsterdam: Elsevier Pu. Co. (in press).
[3] LOWENTHAL, A., D. KARCHER and M. VAN SANDE: Acta clin. belg. 12, 528 (1957).
[4] BLOCK, W. D., J. G. RUKAVINA and A. C. CURTIS: J. Lab. clin. Med. 47, 357 (1956).

R. J. WIEME, Laboratory of the Medical Clinic, University of Ghent, Ghent, Belgium

Acta Neuropathologica, Suppl. II, 117—121 (1963)

Wenner-Gren's Institute, University of Stockholm

# Paramyloidosis—a Proposed Biochemical Research Programme

By
**HARRY BOSTRÖM**

Dr. LOWENTHAL has asked me to start our discussion this afternoon of what can possibly be done—or recommended—from the biochemical point of view, by the members of this conference to increase our understanding of the very serious biochemical disorder with which we have been dealing. For this purpose, I have listed on the blackboard 5 items which might be of some interest as a basis for our discussion of a possible research programme on paramyloidosis.

Before presenting these items, I would suggest that our discussion be limited to the hereditary types of amyloidosis, described in great detail by our Portuguese colleagues and by Dr. TOURTELLOTTE.

Our particular interest in the hereditary types of amyloidosis is, of course, that they give us some reason to believe that they may be inborn errors of metabolism. Consequently, it seems likely that they are more easy to tackle biochemically than other types of primary or secondary amyloidosis appearing in isolated cases, and which may be of a highly mixed origin.

Turning to my items on the blackboard they concern:

I. Possible occurrence of abnormal metabolites in body fluids of patients and their relatives.

II. Chemical nature of the deposits in the hereditary types of primary amyloidosis.

a) Possible occurrence of mucopolysaccharides.

b) Possible occurrence of sialic acids and glycoproteins.

c) Possible nature of the proteins.

III. Metabolic activity of the deposits.

IV. Serum proteins in primary hereditary amyloidosis.

V. Local arrangements in Portugal for the preparation of material obtained from patients with primary hereditary amyloidosis.

## I. General screening for unknown metabolites

In a disease of this nature—in which the most striking features are the familial distribution and the existence of a gross biochemical abnormality—the possibility of it being an "inborn error of metabolism" must obviously be seriously considered.

If the disease were, in fact, to be an inborn error of metabolism, the presence of abnormal metabolites in the body fluids could be expected. Since the finding of such a characteristic abnormal metabolite might provide a clue to the etiology of the disease, systematic screening for their presence seems to be worthwhile.

It is suggested, therefore, that the chromatographic studies on the occurrence of amino acids in blood and urine mentioned in the Northern Zone Report[1] (page 8) be extended to all other groups of small-molecular compounds, for which the demonstration and separation by simple paper-chromatographic methods are now available[2]. Examples of such compounds are phenols, indols, phenolic acids, organic acids, sugars and "sulphate acceptors"[3].

In this kind of work, the difficulties are not of a technical or financial nature. The chief problems are due to the difficulty in evaluating the patterns of the various groups of compounds obtained in the individual case.

Great experience of the configuration of various metabolic patterns, under both normal and pathologic conditions, has now been gained in many places in Europe, e.g. amino acids: Dent et al. (England); indols: Jepson et al. (England); organic acids: Nordmann (France); "sulphate acceptors": Boström (Sweden). Consequently, it might be possible to organize rapid, broad screening of the type suggested on an international basis.

## II. Chemical nature of the deposits

### a) Mucopolysaccharides

A matter of much controversy in the past has been the possible occurrence of acid mucopolysaccharides in the deposits. Thus, no acid mucopolysaccharides were present in the amyloid specimen investigated by Hanssen[4] in 1908. Hass[5] (1942), on the contrary, reported a mucopolysaccharide content of $1-1.5^0/_0$, which he tentatively characterized as chondroitin sulphuric acid. More recent reports by Meyer[6] (1947) and Bassiouni[7] (1955) seem to indicate the presence of heparitin sulphuric acid, or of other heparin-like compounds, in amyloid.

Very rapid progress has been made in the mucopolysaccharide field during the past few years. New mucopolysaccharides have been isolated, and various small-scale methods are now available for estimation and characterization of these substances in minute quantities of material. Examples are fractionation with cetyl-pyridinium chloride according to Scott[8], and the method for separation of mucopolysacharides on Ecteola cellulose columns introduced by Ringertz and Reichard[9].

The amyloid substance in the Portuguese type of amyloidosis seems to be available in reasonable amounts. Moreover, there is reason to ascertain whether it differs in composition from the few specimens of amyloid so far analyzed. Consequently, it would be of great interest to make a detailed study of the mucopolysaccharide content of specimens from these patients with the aforementioned small-scale methods.

A suggestion is to obtain representative specimens from autopsy cases in Portugal. It would then be an easy matter to persuade one of the many able workers in Europe with experience of the aforementioned techniques—e.g. Scott or White-house in England, or Rodén, Ringertz or Gardell in Sweden—to devote some time to a conclusive study of the mucopolysaccharide content of the type of amyloid under discussion.

## b) Sialic acids and glycoproteins

Many authors seem to hold the view that the amyloid is actually derived from serum proteins.

From the biochemical point of view, sialic acid containing glycoproteins constitutes an easily recognized family of serum proteins. Evidence for the presence of these compounds in fibrinoid degeneration and in some types of amyloidosis has been obtained. It therefore seems to be of considerable interest to study the sialic acid content of amyloid and amyloid-containing tissues from the Portuguese cases.

Since Dr. SVENNERHOLM is more familiar than I am with the sialic acids, I hope that he will make some comments on this point.

## c) Nature of the proteins in amyloid

The main part of amyloid does, after all, seem to consist of proteins. It therefore seems possible that the most interesting facts concerning amyloidosis are still hidden in the darkness of our limited knowledge of the chemical nature of the protein moiety of the amyloid. In view of my own lack of experience in the protein field, I prefer to leave this point entirely open for suggestions from other members of this conference.

## III. Metabolic activity of the deposits

Most authors nowadays seem to be of the opinion that the amyloid substance is, in fact, a real deposit, and is not a result of local synthesis. Despite this, no worker appears hitherto to have been able to identify the actual material in the blood stream that is destined to be deposited as amyloid.

For this reason, it would be of some interest to investigate whether a localized area of amyloid surrounded by normal tissue is metabolically active, or metabolically inert.

One approach to such a study would be to incubate specimens of fresh biopsy material, containing both normal tissue and amyloid deposits, with a radioactive precursor ($C^{14}$-labelled leucine, valine or glucose, or $S^{35}$-labelled sulphate) suspended in a suitable medium. After washing, the degree of incorporation of the labelled precursor into the normal tissue and the amyloid deposits should be compared. This comparison can be made by chemical methods, e.g. extraction of amyloid according to HASS[3], and subsequent determination of the radioactivity in the extracted amyloid and in the unextractable residue. Another possibility would be to apply the autoradiographic technique to histologic sections of the incubated material. This could be expected to give a good overall picture of the metabolic activity in different parts of the sections studied.

## IV. Serum proteins in primary hereditary amyloidosis

As far as studies on the possible changes in serum proteins occurring in amyloidosis and other dysproteinoses are concerned, they have been a major topic at this meeting. I am convinced that studies of the type reported by Dr. BARROS, Dr. SCHEIDEGGER and Dr. WIEME will give new important data in this respect.

I would also like to stress the point made yesterday by Dr. Tourtellotte. As you will remember, he reported the presence—in the American form of primary hereditary amyloidosis—of a pathologic $\alpha_2$ globulin peak, demonstrated by means of electrophoresis in the Tiselius apparatus. Dr. Barros' paper-electrophoretic studies in the Portuguese families did not show this peak. Consequently, an exchange of sera (or of methods) between the U.S.A. and Portugal seems to be of considerable interest.

Comparative chromatographic studies of serum proteins in primary hereditary amyloidosis—either on DEAE cellulose columns, as suggested by Dr. Tourtellotte, or on Sephadex, as suggested by Dr. Svennerholm—can also be expected to provide new data.

## V. Local arrangements in Portugal

For practical purposes, it would be of great advantage for a research programme of the type discussed if a small group of Portuguese colleagues were to organize a kind of "screening centre" in a region of Portugal where patients with primary amyloidosis are already available, or are likely to be detected. The tasks of such a group would be threefold:

1. Detailed planning and co-ordination of the screening studies and pilot experiments performed in various laboratories in other countries.

2. Collection of specimens of body fluids and tissues from patients, relatives and controls living under similar environmental conditions.

3. Pretreatment of fresh specimens before sending them for analysis, e.g.: freeze-drying of urine specimens, ultrafiltration and subsequent freeze-drying of blood and cerebrospinal fluid specimens, addition of suitable preservatives to the specimens, and preparing of acetone-dried specimens from autopsy material.

Positive results obtained by the relevant screening procedures and pilot experiments could then be followed up at the laboratories concerned, in collaboration with the Portuguese colleagues responsible for collecting the specimens.

## Final comments

The aforegoing proposed research programme is based entirely on the assumption that primary amyloidosis of the Portuguese type is due to a disorder of metabolism. Thus, it does not take into account other possible causes of the disease, e.g. an autoimmunologic etiology, a possibility that has scarcely been mentioned in the course of this conference.

## Zusammenfassung

Das hiermit dargelegte Forschungsprogramm stützt sich ausschließlich auf die Annahme, daß die primäre Amyloidose portugiesischen Typs auf eine Stoffwechselstörung zurückzuführen ist. Andere mögliche Krankheitsursachen, wie z.B. eine autoimmunologische Ätiologie — eine Möglichkeit, die im Laufe dieses Symposiums kaum erwähnt worden ist, — werden nicht berücksichtigt.

# References

[1] ANDRADE, C. DE: Northern Zone Report. Submitted to the attendants of the conference on Paramyloidosis, Antwerp, October 30th—31th, 1960.

[2] SMITH, I.: Chromatographic and Electrophoretic techniques I.: William Heinemann, Medical Books LTD., London.

[3] BOSTRÖM, H., and A. VESTERMARK: Scand. J. clin. Lab. Invest. **12**, 323 (1960).

[4] HANSSEN, O.: Biochem. Z. **13**, 185 (1908).

[5] HASS, G. M.: Arch. Path. **34**, 92 (1942).

[6] MEYER, K.: Physiol. Rev. **27**, 335 (1947).

[7] BASSIOUNI, H.: Ann. rheum. Dis. **14**, 288 (1955).

[8] SCOTT, J. E.: In DAVID GLICK: Methods of Biochemical analysis. Vol. VIII, p. 145. Interscience Publishers Inc., New York.

[9] RINGERTZ, N. R., and P. REICHARD: Acta chem. scand. **14**, 303 (1960).

Dr. HARRY BOSTRÖM,

Wenner-Gren's Institute, University of Stockholm, Norrtullsgatan 16, Stockholm, Sweden

Acta Neuropathologica, Suppl. II, 122—123 (1963)

# Synthèse anatomo-pathologique. L'anatomie pathologique et sa corrélation avec les tableaux cliniques

Par
J. DA SILVA HORTA

Nous sommes encore loin de penser que l'anatomie pathologique classique de nos cas est complètement élucidée et même en ce qui concerne la distribution de l'amyloïde dans le système nerveux il y a quelques lacunes à remplir. Nous ne savons ainsi par exemple pas, en ce qui conserne les racines rachidiennes, à quelle distance de la moëlle épinière les dépôts commencent à apparaître. De même nous ne savons pas à quelle distance de leur origine les dépôts apparaissent dans les nerfs crâniens. Nous ne savons pas ce qui se passe dans les ganglions des nerfs crâniens excepté dans le ganglion de Gasser. Ce que nous savons jusqu'à présent du système nerveux s'accorde parfaitement avec la clinique. Les nerfs les plus atteints sont les nerfs périphériques et en particulier ceux des membres inférieurs et les atrophies musculaires sont du type neurogène, ce qui s'accorde fort bien avec les résultats électromyographiques. Un problème important est celui de la corrélation anatomo-clinique au niveau du tube digestif. Jusqu'à présent l'examen anatomo-pathologique nous a montré dans le tube digestif une atrophie des couches musculaires de l'estomac et de l'intestin grêle, surtout du jejunum, la présence de substance amyloïde dans les nerfs extrinsèques avec destruction grave de ces fibres nerveuses même dans leurs ramifications les plus fines. Il existe aussi en quantité abondante de l'amyloïde dans les nerfs de la couche musculaire et dans les plexus d'Auerbach, spécialement dans l'estomac. Nous pensons que l'atrophie des couches musculaires est d'origine neurogène. Il se peut que les troubles circulatoires dûs à la présence d'amyloïde dans les parois vasculaires, aient une influence dans le même sens, néanmoins nous pensons qu'elle est beaucoup moins importante. Les structures épithéliales des autres organes comme le pancréas, la thyroïde, la parathyroïde, les glandes mammaires, la vésicule séminale et la prostate ne sont pas atteintes au moins aux images microscopiques classiques, quoiqu'il y ait des dépôts importants d'amyloïde dans les vaisseaux de ces organes. Nous n'avons trouvé d'intenses atrophies des épithéliums de ces organes que quand il y avait interposition de masses d'amyloïde importantes entre les vaisseaux et la membrane basale. Les dépôts d'amyloïde dans les fibres musculaires lisses doivent également jouer un rôle dans les perturbations de la contractibilité de celle-ci, mais il ne faut pas oublier que l'atrophie des couches musculaires peut se retrouver en des points où l'amyloïde n'existe pas ou se retrouve en quantités minimes dans les fibres musculaires lisses.

Pour nous l'altération fondamentale est d'origine nerveuse. Le vague et le sympathique au niveau de leur entrée dans la paroi gastro-intestinale sont largement altérés par la présence de substance amyloïde, qui se dépose également, mais à une moindre échelle, dans les nerfs intrinsèques des parois du tube digestif. Une caractéristique fondamentale de l'amyloïdose du type portugais est sa présence dans les nerfs jusqu'à dans leur partie périphérique. Nous avons en effet retrouvé de l'amyloïde jusque dans les ramifications des nerfs les plus petits des muscles volontaires, dans des corpuscules sensitifs et dans les plexus de la paroi gastro-intestinale.

Les altérations des cellules ganglionnaires des plexus devraient être mieux connues. Dans de prochaines autopsies, l'étude approfondie de plusieurs fragments du tube digestif et particulièrement de l'intestin grêle et du jéjunum doit être pratiquée. Il faut également examiner les structures épithéliales de ces segments, de préférence sur du matériel de biopsie. L'estomac et le jéjunum peuvent ainsi être atteints et étudiés facilement. Il faudrait compléter ces examens par microscopie classique, par la microscopie électronique et la cytochimie enzymatique.

Les aspects morphologiques des altérations du myocarde expliquent les altérations de la conduction observées par l'électro-cardiogramme et par le vecto-cardiogramme. Les fibres myocardiques les plus proches de l'endocarde sont surtout atteintes.

Les lésions osseuses se présentent sous forme d'ostéoporose comme le montre l'aspect radiologique. Les fragments d'os éliminés étaient nécrosés.

Les épreuves hépatiques sont négatives et le foie n'est pratiquement pas atteint.

Les grandes quantités d'amyloïde trouvées dans le rein confirment les altérations observées aux épreuves de concentration chez les malades gravement atteints. Nous n'avons cependant jamais observé d'urémie. Les images morphologiques de néphrose sont rarement trouvées. L'étendue extraordinaire des dépôts amyloïdes dans le rein, observée à l'autopsie, nous porte à penser qu'étant donné la longue durée de la maladie, l'amyloïdose rénale s'établir à la fin de l'évolution et progresse dès lors rapidement.

Il n'y a jamais eu de symptômes d'hypothyroïdisme, même pas dans le cas où nous avons trouvé une thyroïde intensémment infiltrée par l'amyloïde et où la plus part des cellules épithéliales étaient atrophiées. Nous n'avons jamais observé d'hypocalcémie, quoique les altérations des parathyroïdes peuvent être fort importantes. Chez un malade où l'infiltration de l'amyloïde était des plus intenses dans les parathyroïdes, la calcémie était dans les limites inférieures de la normale.

Les lésions de la glande interstitielle du testicule peuvent expliquer la diminution de l'élimination des 17 cetostéroïdes.

L'examen clinique de nos cas permet en général un diagnostic exact. La présence de substance amyloïde, révélée par la biopsie, le confirme en général de façon décisive. L'étude des protéines plasmatiques sera peut être également un élément important dans le diagnostic différentiel. Notre expérience nous indique comme biopsie utile, celle de la peau. Nous pensons que les biopsies gastriques et jéjunales, si facile à exécuter, ont une valeur irréfutable. Il nous faut également pratiquer dans tous nos cas une étude génétique approfondie. Nous devons rechercher dans les familles atteintes les «porteurs sains», les «formes incomplètes» ou les «formes sub-cliniques». Les biopsies peuvent être fort utiles dans ce but.

Prof. Dr. J. DA SILVA HORTA,
Instituto de Anatomia Patologica da Faculdade de Medicina, Lisboa, Portugal

Acta Neuropathologica, Suppl. II, 124 (1963)

# Synthèse

Par

**C. Andrade**

A la fin de ces exposés je vais essayer de faire la synthèse, ou mieux, peut être, essayer de dégager les faits les plus saillants. Nous resterons sur le terrain des faits cliniques, seule façon d'agir utile et pratique. A quelles conclusions pourrons-nous arriver après la discussion des communications Tourtelotte, Lobo Antunes et de la nôtre? Je crois aux suivantes:

a) Nous sommes tous d'accord pour considérer que les cas de Tourtelotte et de Krücke, et les cas portugais sont des pamyloïdoses familiales à prédominance neurologique. Faut-il les considérer comme appartenant à un même groupe, avec des déviations régionales ou géographiques, dues à la convergence de facteurs génétiques et écologiques, ou, comme nous ignorons jusqu'à présent l'importance de l'interaction exacte de ces facteurs, est il préférable pour le moment de les distinguer en groupes cliniques et séparés? En fait, en y regardant de près, entre les cas de Tourtelotte et les cas portugais, il y a des différences cliniques. Elles ont été mises en évidence par Tourtelotte, Lobo Antunes et nous mêmes au cours de la discussion. Nous pensons que la forme neuropathique familiale progressive garde une certaine individualité. Nous pensons donc que l'on peut admettre la distinction en deux groupes pour autant que l'on continue à travailler pour résoudre progressivement les problèmes qui se posent à nous, car nos malades continuent à souffrir et à mourir et ils attendent de nous une action utile et non pas seulement des discussions théoriques.

Je crois que nous pouvons accorder au facteur génétique un rôle très important, mais il est encore impossible de préciser l'importance relative du facteur génétique, des facteurs écologiques ou des facteurs de milieu. Voilà un premier problème qui se pose à nous.

Il faudra aussi rechercher tous les malades, les examiner soigneusement et aussi examiner les sujets, soit-disant bien portants, pour retrouver des formes frustes. Les biochimistes devraient rechercher l'expression propre de la maladie et essayer de surprendre des modifications biochimiques avant l'éclosion clinique du processus. Il nous semble en effet indispensable de dresser un tableau biochimique et clinique complet. Voici les tâches qui nous attendent.

Acta Neuropathologica, Suppl. II, 125—126 (1963)

# Conclusions

Par

**A. Lowenthal**

La résolution finale acceptée par tous les participants au symposium sur les paramyloïdoses insiste sur l'intérêt qu'il y aurait à étudier cette affection au cours d'un travail collectif. La base de ce travail serait constituée par la publication de toutes les communications présentées au symposium.

Des recherches pourraient être pratiquées dans trois domaines différents:

1. Clinique et génétique;

2. Anatomie pathologique;

3. Histochimie et biochimie.

Au point de vue *clinique* il y a très peu de choses à ajouter à ce qui a été fait jusqu'à présent. Il faudrait donner une définition aussi précise que possible du syndrôme neurologique pour permettre aux cliniciens non-portugais de retrouver des syndrômes semblables. Aux Etats-Unis et en Grande Bretagne des polynévrites par paramyloïdose familiale ont déjà été signalées.

Au point de vue *génétique* il faudrait préciser les arbres généalogiques et l'importance numérique des différents symptômes.

Le Dr. Horta a déjà dit que les recherches *anatomopathologiques* doivent être étendues. Il est certain qu'elles devraient être complétées par des examens au microscope électronique. Il serait peut-être utile, dans des cas non-portugais, de soumettre des biopsies aux auteurs portugais. L'aspect histochimique du problème est encore très discuté, toutes les possibilités restant ouvertes ici.

Dans le domaine *biochimique*, des examens doivent être pratiqués:

1. Dans les urines, le sang et le LCR, par électrophorèse et chromatographie. La présence dans le sérum d'une fraction $\alpha$ 2-globuline qui serait spécifique de l'affection a été discutée.

2. L'examen chimique de la substance amyloïde doit être poussé aussi loin que possible.

Des suggestions sur les techniques chimiques à utiliser ont été présentées par les Drs. Boström et Svennerholm. Ces recherches doivent être complétées par de recherches immunologiques. L'isolement de la substance amyloïde permettrait son identification chimique et celle-ci serait à la base de nouveaux progrès.

Des problèmes pratiques doivent également être mentionnés ici. Une partie du matériel peut être examinée au Portugal, une partie du matériel devra être examinée à l'étranger. Le problème de la conservation et du transport de ce matériel doit être précisé.

Les chercheurs portugais peuvent enrichir nos connaissances de l'affection. Certains d'entre eux devraient cependant prendre contact avec les laboratoires étrangers, y séjourner et en rapporter des techniques nouvelles. Par contre des chercheurs étrangers devraient pouvoir se rendre au Portugal. Des suggestions été faites au cours du symposium dans ce sens surtout pour les recherches génétiques.

Il semble cependant indispensable pour pouvoir agir plus rapidement, qu'une partie du matériel portugais puisse également être examiné à l'étranger. Des propositions pratiques ont été faites dans ce sens par plusieurs des participants au symposium (Drs. Pearse, Boström, Svennerholm etc.).

Nous espérons par la publication de ces communications avoir créé un outil qui permettra aux différents chercheurs d'étudier les problèmes soulevés. Ils pourront peut être ainsi répondre aux nombreuses questions qui ont été posées, au cours des fructueuses discussions de ce symposium.